SHODENSHA
SHINSHO

最新がん予防法

科学的根拠にもとづく

津金昌一郎

祥伝社新書

はじめに

がんは一九八一年に感染症や脳血管疾患《しっかん》を抜いて、日本人の死因のトップに立ちました。それ以後、がんで死亡する人は年々増加傾向を示し、二〇〇一年以降は、日本の年間死亡者数の3人に1人にあたる30万人以上の人が毎年、がんで死亡しています。

現在は、一生のうちにがんと診断される日本人は2人に1人と推計されています。それほど、がんは日本人にとって今やありふれた、誰でもかかる可能性のある病気になりました。このため、新聞、雑誌、テレビなどのメディアには、がん予防に関する情報が溢《あふ》れています。

いわく、「抗酸化《こうさんか》サプリメントががんを予防する！」「がんに克《か》つ食品！」「がんを防ぐ民間療法」など、毎日のように発信されている状況です。しかし、これらの話は本当でしょうか。この種の情報は、ひとつの研究データをことさら大きく興味本位に取り上げることが多い、と言わざるを得ません。

たとえば、十年ほど前まで「βカロテンががんを予防する」と話題を集めていました。確かに、抗酸化作用を持つβカロテンをたくさん摂《と》れば、がんにかかりにくいと誰でも思うかもしれません。

しかし、その後の研究で「ふだん、βカロテンの摂取量の少ない人にサプリメントでβカロテン補給するとがん予防効果が認められる。しかし、βカロテンを十分に摂っている人がさらに摂取しても意味はない。それより、βカロテンの過剰摂取は、喫《きつ》煙《えん》者の肺がんのリスクを高める」と報告され、私たちを驚かせたのです（詳細は第1章）。

このほか、「やせている人のほうが太っている人より、健康でがんにかかりにくい」という〝医学常識〟がありました。しかし、アメリカ人のような過剰な肥満は別にして、「日本人レベルであれば小太《こぶと》りくらいが、がんや心血管《しんけつかん》障害などにもかかりにくく、健康的な生涯を送れる」といった報告も出ています（同第3章）。

つまり、がんをはじめとするあらゆる人間の病気に対し、実験室内の動物や試験管、シャーレなどを用いた研究を行なうだけでは、信頼性の高い、科学的根拠を持つデータは示せないのです。

では、信頼性のある科学的根拠とはなんでしょう？

それは、実験室で解明された仮説などに裏打ちされた、多くの人々を対象とする疫《えき》学《がく》研究からの証拠（エビデンス）です。たとえば、がんにかかる人はどのような年齢層に多いのか、また、どのような生活習慣を持つ人が多いのか、喫煙や飲酒習慣はどうか、食事や運動習慣にどのような傾向があるのかなどを精査して、統計学的に意味のある結論を導《みちび》き出すことです。

疫学研究にはさまざまな手法があり、その多くは膨大《ぼうだい》な研究費と年月を要しますが、人間を対象としているため、各種研究で集積されたデータは、がんはもちろん、多くの病気の発生原因や予防法について、貴重な科学的根拠を持った情報をもたらします。

私は、これまで『がんになる人　ならない人』（講談社）、『なぜ「がん」になるのか？　その予防学教えます。』（西村書店）などで、がん予防に対する正しい知識を広めてきたつもりです。

しかし残念ながら、日本人のがんに対する知識は、未《いま》だに科学的根拠に乏《とぼ》しい情報に振り回され続けていると感じています。そして、氾濫《はんらん》する、がん情報にだまされないために……との思いから、改めてこの本を著《あらわ》しました。

本書を手に取られた方は、がん予防や健康に関心の高い読者と思います。ぜひ、がんのリスクマネージメントをするための正しい、科学的根拠にもとづく知識を得て、日々の健康維持に役立てていただければ幸《さいわ》いです。

二〇一五年一月

津金《つがね》 昌一郎《しょういちろう》

科学的根拠にもとづく最新がん予防法◎目次

第1章 ここまでわかった がん最新情報

第2章 科学的に証明された がんの原因

第3章

科学的根拠にもとづく がん予防法

第4章 科学的根拠にもとづく 部位別がん予防法

第5章 確率にもとづく がんを防ぐ自己管理

第6章 誤解しやすいがん検診

編集協力　佐々木重之
本文デザイン　盛川和洋
図表作成　篠　宏行

疫学《えきがく》研究について

本書は「科学的根拠にもとづくがんの予防法」を紹介していますが、その根拠となる疫学研究について、簡単にご説明します。

ランダム化比較試験（無作為《むさくい》化比較試験。Randomized controlled trial）

新薬の有効性の評価などに頻繁《ひんぱん》に使われます。研究に参加する人たちを、乱数表などを用いてふたつ以上のグループに無作為に割り付け（分類）、相互間で薬以外の背景要因に差が出ないようにあらかじめ調整し、比較する研究。

たとえば、あるがんの予防に効果があるとされる薬の効果を調べる場合、本物の薬と偽薬《ぎやく》（プラセボ）を投与するグループに分け、その効果をグループ間で比較するもの。この方法は多くのボランティアが必要であり費用もかかりますが、もっとも信頼性の高い結果が得られる、と考えられています。

二重盲検《もうけん》法(Double blind test)

ランダム化比較試験の実施者と被験者《ひけんしゃ》のどちらにも、被験者がどのグループに属しているかわからないように行なう試験を二重盲検法と言います。ランダム化比較試験と二重盲検法を組み合わせると、効果を判定する時にどちらかのグループに偏《かたよ》った結果が出ることを防ぐことができます。

コホート研究(Cohort study)

年齢など一定条件を満《み》たした数万〜数十万人という大規模な集団を対象に、食生活や生活習慣などについて、ベースライン調査と呼ばれる基礎調査を行ない、その後、病気の発生について長期間追跡し、生活習慣と病気の発生との関連について、将来に向かって調査する研究。このため、**前向き研究**(Prospective study)と言われています。

前向きに調査することにより、ひとつの病気だけではなく、がん、糖尿病、心血管障害、歯《し》周病《しゅうびょう》、白内障《はくないしょう》など多くの病気とベースライン調査で把握《はあく》した生活習慣(飲酒、喫煙、体格、食事・栄養、運動習慣)、医療的・社会的・経済的な状況や女性特有の生理・出産などとの関連を多目的に調査することが可能になります。日本では「がんなど生活習慣病の予防のための科学的データ（エビデンス）を得ること」を目的とした**多目的コホート研究**が、一九九〇年から現在まで、国立がん研究センターを中心に実施されており、多くの成果を挙げています（**Japan public health center-based prospective study = JPHC Study**）。

この研究も膨大なコストと人手がかかるため制約もありますが、調査対象が大きいだけに、信頼性はランダム化比較試験に次《つ》いで高いとされる研究方法です。ただし、調べようとする要因を無作為に割り付けていないため、他の背景要因が異なっており、ある要因とがん発生との間に見られた関連が、本当はその要因と関連する別の要因（交絡《こうらく》要因）によるもので、浮かび上がった要因とがんの関連が、見かけ上のものであった可能性を否定できない限界があります。

なおコホートとは、古代ローマ軍における歩兵隊のひとつの集団という意味です。

症例対照研究（患者対照研究。Case-control study）

たとえば、あるがんにかかった人と、年齢、性別が同じ条件の健康な人の過去の食生活、生活習慣などを、過去にさかのぼって比較調査する研究。このため、**後ろ向き研究（Retrospective study）**と言われることも。ただ、この研究は、交絡要因の影響を受ける可能性があることに加えて、調査対象者の過去の不確実な記憶に頼るため、また、適切な対照群を設定することが難《むずか》しいなどで、バイアス（偏り）が入りやすいというデメリットも指摘されています。

地域相関《そうかん》研究（Ecological study）

世界各国や日本の地域など複数の集団において、食習慣、生活習慣の特徴（頻度《ひんど》や平均値など）とがん・心血管障害などの病気の発生率との相関を探る研究。たとえば「乳がんが欧米に多く、日本やアジア諸国に少ないのは食生活（脂肪《しぼう》、食物繊維《せんい》、大豆《だいず》などの摂取量）の差による」という仮説を立て、各地域の脂肪摂取量の平均値と乳がん発生率などとの相関を検証します。

しかし、地域間の生活習慣は多岐《たき》にわたるため、導き出された結果に直接関係する交絡要因も多いことから、どの要因が本質なのか決め手を断定することは困難です。

第1章

ここまでわかった がん最新情報

増え続ける日本人のがんと、その理由

36万9963人――。これは、二〇一二（平成二十四）年になんらかのがんで亡《な》くなった日本人の数（男性21万5110人、女性14万5853人）で、全死亡者数（125万6254人）の約29％にあたります（がん研究振興財団「がんの統計'13」）。

戦後まもない一九五〇（昭和二十五）年の全がん死亡者数は約6万4000人ですから、約60年で約30万人（1年間）も増加したことになります。

かつて、日本人の死因の第1位は、結核や肺炎などの感染症でした。それが、一九五四（昭和二十九）年に脳血管疾患がトップに立ち、一九八一年にがんが逆転し、その後、現在まで一貫してがんで亡くなる人が増加しています。

しかし、この数字だけで、日本人ががんにかかりやすくなったとは言えません。がんで亡くなる人が増加しているのは事実ですが、この背景には衛生環境や栄養状態の改善、医療技術の急速な進歩にともない、感染症や脳卒中の発症率と死亡率が減少したため、相対的にがんで亡くなる人が増えたという側面もあるのです。

言い換えれば、戦前から一九五〇年代までなら結核や感染症で死亡していた人が、

図表1　先進7カ国の死亡統計

	死因割合（%）2002年	平均寿命（歳）2005年		年齢調整死亡率（対WHO標準人口10万人）2002年				喫煙率（%）2003年	
	がん	男性	女性	感染症疾患（うち肺炎）	心血管疾患（うち虚血性心疾患）	がん	傷害（うち自殺）	男性	女性
日本	32	79	86	37（29）	106（ 33）	119	39（19）	48	12
アメリカ	23	75	80	27（11）	188（106）	134	47（10）	24	19
カナダ	29	78	83	17（10）	141（ 81）	138	34（11）	22	18
イギリス	25	77	81	51（46）	182（ 99）	143	26（ 6）	–	–
フランス	29	77	84	21（46）	118（ 37）	142	48（13）	–	–
ドイツ	27	76	82	19（11）	211（ 96）	141	29（11）	33	22
イタリア	27	78	84	15（10）	174（ 68）	134	29（ 5）	–	–

（WHO「The World Health Statistics 2007」、厚生労働省「人口動態統計」、同省「がん対策推進協議会第３回資料」ほか）

環境の改善や医療の進歩により生き残り、最終的にがんで亡くなる人が増加した、つまり、日本人の平均寿命が延《の》び、がんにかかりやすい中高年層が増えたことががん増加の原因と言えるでしょう。

図表1は「先進7カ国の死亡統計」ですが、ここには日本をはじめとする各国の死因割合、平均寿命、年齢調整死亡率、喫煙率が示されています。

これを見ると、日本の全死亡者に占《し》めるがん死亡者の割合は32%と7カ国中最高ですが、年齢調整死亡率は119人と最低です。年齢調整死亡率とは、年齢による人口構成が一定である（高齢化など年齢構成の変化を取り除いたもの)、と仮定して算出した死亡率です。

男性のがんの年齢調整死亡率は、戦後上昇したあと、一九九〇年代半ばより減少傾向にあり、女性は一九六〇年代以降、一貫して減少傾向を示しています。さらに、心血管疾患の死亡率の低さが際立《きわだ》ち、もっとも平均寿命が長いという特徴を持っています。

ここはすこしわかりにくいと思いますので、第2章でも触れますが、「日本人のがん死亡者数は高齢化にともない現象的には増えている、しかし、以前と同じ人口構成であれば、むしろ減っている」と理解してください。

日本人の体質とがん

「年間36万人ががんで亡くなるのなら、日本人はがんになりやすい体質を持っているではないか」と思う人がいるかもしれません。たとえば、「日本人は欧米人に比べてお酒を飲むと顔が赤くなる人が多い。これはアセトアルデヒドという分解酵素《こうそ》の活性《かっせい》が強い人が少ないからだ。そのため、食道がんや肝臓がんになりやすいのではない

図表2　日系移民のがん罹患《りかん》率

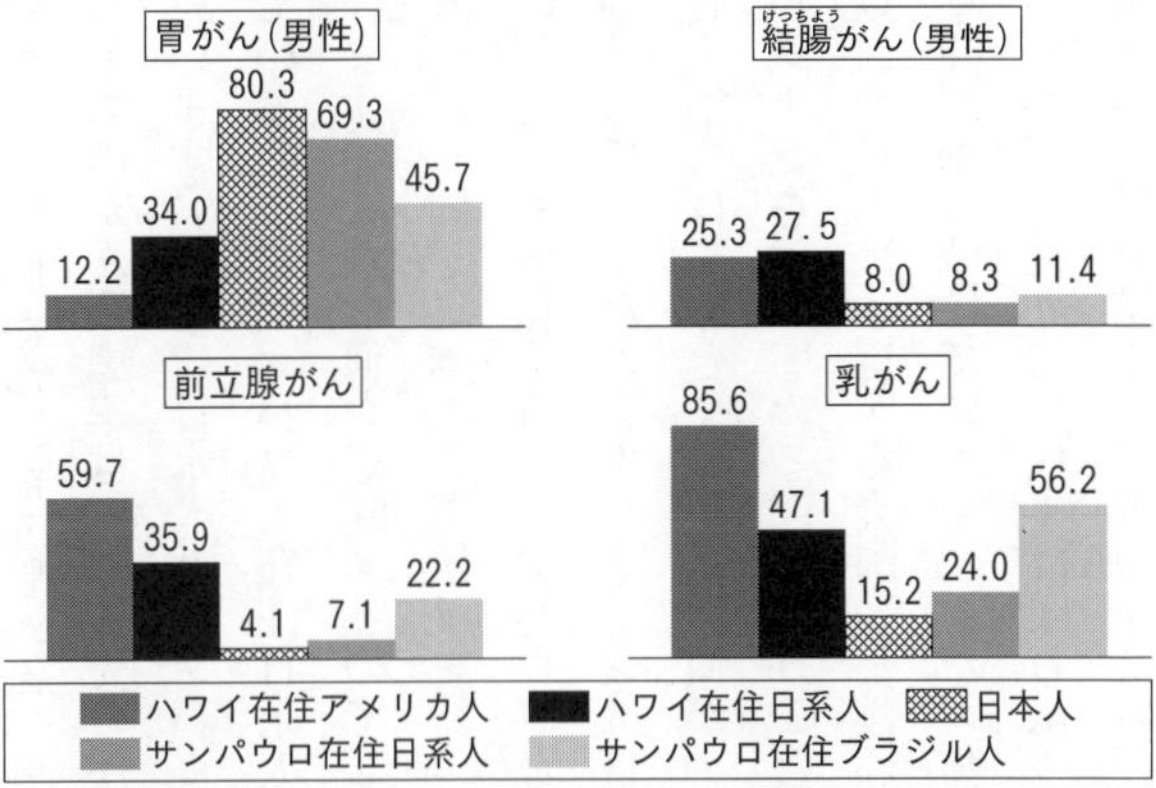

※年齢調整後の10万人あたりの人数（1969～1978年のデータ）

（Tsugane S, et al. Cancer Causes Control 1990;1:189-93.）

か」と考える人もいるかもしれません。

しかし、食道がんはお酒もたばこもしない日本人にはほとんど発生しませんし、肝臓がんはアルコール（飲酒）より、ウイルス感染が主《おも》な原因です。したがって、飲酒によってがんが発生したとしても、それは体質という側面もありますが、飲酒習慣のほうが問題になってくるのです。

がんの発生には、食事、運動、喫煙、飲酒などの生活習慣が強くかかわっています。図表2はハワイ在住アメリカ人、ハワイ在住日系人、日本人、サンパウロ在住日系人、サンパウロ在住ブラジル人の胃がん、結腸《けっちょう》がん、前立腺《ぜんりつせん》がん、乳がんの罹患率《りかん》を比較したものです。

日系人のがん罹患率は、移住先の住民のがん罹患率に近づいているのがおわかりかと思います。また、日本人とサンパウロ在住日系人の各がんの罹患率が比較的似《に》かよっているのに対し、ハワイ在住日系人の罹患率はよりハワイ在住アメリカ人に近づいています。これは何を意味するのでしょうか。

答えは、同じ日本人の遺伝子を持っていても、移住により生活習慣が変わると、がんの罹患率も変化する。サンパウロ在住日系人は日本と同じような生活習慣で暮らしているので、がんの発生パターンは日本人とあまり変わらないが、ハワイ在住日系人は食生活をはじめとする生活習慣がアメリカナイズされたため、現地の住民に近い発生パターンを示している、ということです。

以前の日本は「胃がん大国」と言われていましたが、その年齢調整死亡率は、この50年間減少し続けています。また、肺がんの年齢調整死亡率は、戦後増加し続けていましたが、一九九〇年代半《なか》ばより減少傾向にあります。しかし、この50年間で多くの日本人が国際結婚をして混血が進み、日本人の遺伝子が大きく変わったという話はありません。

つまり、遺伝子は変わっていないのに、胃がんが減少し、肺がんが増加したのは塩分の摂取量や喫煙率などの生活習慣の変化によりもたらされているということです。

ただし、皮膚《ひふ》がんの発生には、体質が関与していることがわかっています。たとえば、白人の皮膚は、黄色人種や黒人に比べて紫外線《しがいせん》に弱いため、太陽が燦々《さんさん》と照りつけるオーストラリアなどに移住すると、皮膚がんやメラノーマ（悪性黒色腫《こくしょくしゅ》）になりやすいと言われています。もちろん、これも環境の変化によるものですが、黄色人種や黒人では、白人と比べて環境の変化による影響が小さいと考えられています。

「がん対策基本法（二〇〇七年施行）」とは？

「国民は、喫煙、食生活、運動その他の生活習慣が健康に及ぼす影響等がんに関する正しい知識を持ち、がんの予防に必要な注意を払うように努《つと》めるとともに、必要に応じ、がん検診を受けるよう努めなければならない。」

すこし堅苦《かたくる》しい文章ですが、これは二〇〇七年四月から施行《しこう》された「がん対策基本法」の第一章総則第六条の条文です。しかし、この法律を知っている方がどの程度いるのか疑問です。

この法律は、国民に対して、生活習慣による健康への影響やがんの正しい知識を持ち、がん検診を努めて受けてがんを予防したり、それで命を落とさないようにしましょう、と促《うなが》すいっぽう、「医師その他の医療関係者は、国及び地方公共団体が講《こう》ずるがん対策に協力し、がんの予防に寄与《きよ》するよう努めるとともに、がん患者の置かれている状況を深く認識し、良質かつ適切ながん医療を行うよう努めなければならない。」（第七条）。さらに、「政府は、がん対策を実施するため必要な法制上又《また》は財政上の措置《そち》その他の措置を講じなければならない。」（第八条）、と定めています。

がん対策基本法を進めるために、政府が策定しているものに「がん対策推進基本計画」があり、数値目標などが定められています。がんによる年齢調整死亡率（75歳未満）を20％減少させるという全体目標に加えて、個別目標として、喫煙率を二〇一〇年の19・5％から10年間で12％へ減らす、検診受診率を5年以内に50％にする、など具体的な目標を掲《かか》げていますが、国民の認知度はまだ低いと言わざるを得ません。

この法律の制定には、自《みずか》らも胸腺《きょうせん》がんで亡くなった故山本孝史《やまもとたかし》議員（民主党）が大きく貢献したと言われています。彼の意思を無駄にしないためにも、公的機関はさらに啓蒙《けいもう》活動を進め、国民もがんに対する正しい知識を持ってがん予防に努めてほしいと思います。

日本人に増えているがん

肺がんの死亡率の増加は、喫煙率がピークを迎えた一九七〇年代の弊害が、20年後に現われた、という一言に尽きます。肺がんの原因は圧倒的にたばこであり、喫煙者が増えれば20年の時間差を経《へ》て肺がんも増え、減れば減るというきわめて単純な理由です（図表3）。

しかし、乳がん、大腸がんがなぜ増えたのか。これは非常に難しい問題です。一般的に言われているのは、食の欧米化により摂取カロリーが増え、肥満者が多くなったため、欧米人に多い乳がん、大腸がんが日本人にも増えた、というものです。

さらに労働現場における自動化や自動車社会の著《いちじる》しい発展により、日本人は相対的に運動不足に陥ったため、結腸がんなどのインスリン抵抗性関連がんが増えたとも言われています。インスリンは細胞増殖因子としての作用もあり、糖尿病の患者さんのように、インスリンがよく働かず、体内循環量が増えるとがんを作りやすくなってしまうのです。

しかし、食の欧米化だけがこれらのがんを増加させた原因、とは言い切れません。運動不足だったり、食物繊維の摂取量が極端に少なかったりすると、大腸がんになることも明らかになっていますし、喫煙習慣は肺がんだけではなく、ほぼすべてのがんの発生に関係しているからです。

また、乳がんも以前は、食の欧米化による脂肪摂取量との関連が強いと考えられていましたが、今は脂肪摂取量と関連性は薄《うす》いという報告が多くなりました（41〜43ページで詳述）。乳がんは低年齢での初潮《しょちょう》や高年齢での閉経《へいけい》、ホルモン剤の使用などにより、女性ホルモン（エストロゲン）にさらされる期間が長期にわたったり、分泌《ぶんぴつ》量が多かったりすると発生しやすいことがわかっています。

逆に、妊娠により短期間に非常に高濃度の女性ホルモンにさらされると、できかけ

図表3　たばこの消費本数と肺がん死亡率

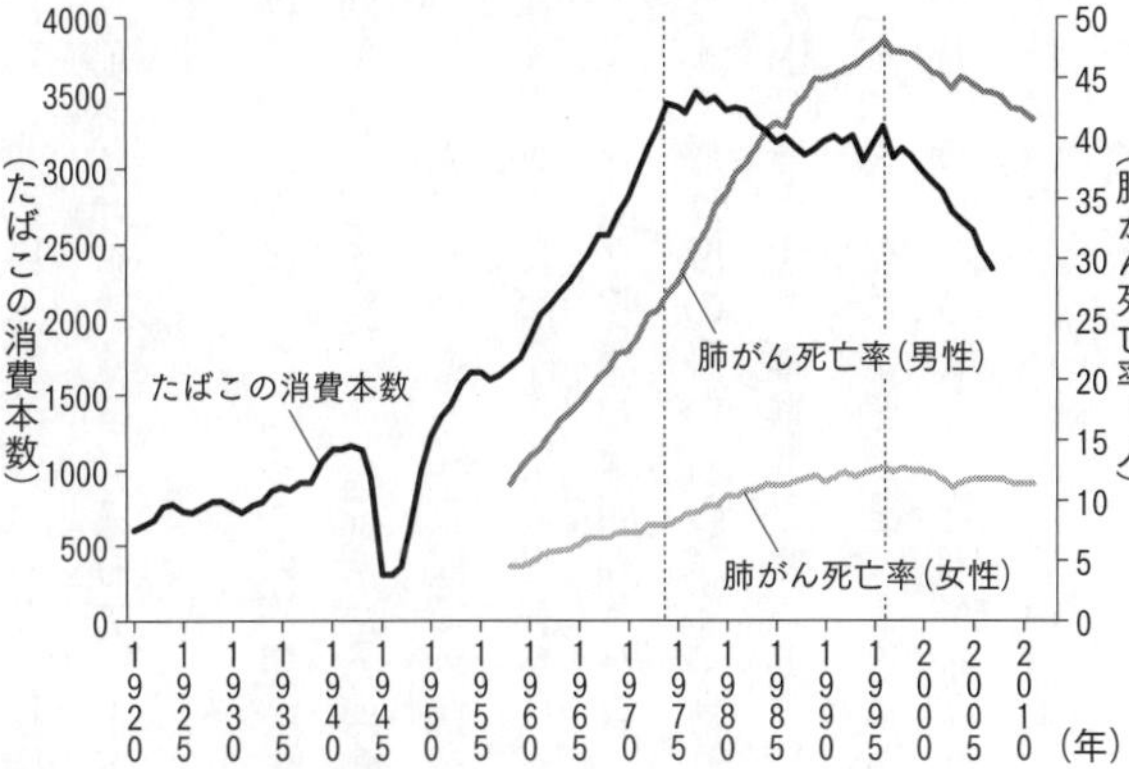

※たばこの消費本数は１人あたり
※死亡率は年齢調整後の10万人あたりの人数

（厚生労働省「最新たばこ情報」、同省「人口動態統計」）

ていたがん細胞が死滅するために、未経産《けいさん》・少出産の女性はそのような機会が少ないので、乳がんになりやすいとも言われています。

女性ホルモンは脂肪細胞からも分泌されるので、閉経後も太った人のリスクは残ると言われますが、欧米人の女性に比べ日本人は相対的に痩身《そうしん》です。

つまり、これらのがんが増加したのは、戦後の日本人の食生活、喫煙、運動、体格変化、少子化といった要因が複雑に絡《から》み合った結果と言えるのではないでしょうか。

いっぽう、前立腺がんが増えている

原因は、食の欧米化や高カロリー摂取の可能性もありますが、血液を採取してPSA（前立腺特異抗原《とくいこうげん》）を調べる検査（PSA検査）で見つける機会が増えたことが大きいのです。

前立腺がんは、なんらかの病気で亡くなった人を剖検《ぼうけん》（診断が正しかったか、適切な治療を行なっていたか、病気がどの程度進んでいたか、などを解剖《かいぼう》して調べる検査）すると、日本人においても50歳代で約10%、60歳代で約30%に見つかったという報告もあります。さらに高齢者での発見率は、非常に高くなっています。

つまり、前立腺がんは加齢とともに男性なら誰でも発生する、と言えますが、命を奪うまで悪性度の高いものは多くありません。現在の統計からは、生涯に前立腺がんが原因で死亡する確率は1%（100人に1人）程度と推計されています。

このため、健康診断などでPSA検査を行なうことの是非が現在、議論されています。男性のがんの最大の死因が前立腺がんであるアメリカでは、政府がPSA検査を行なわないようにと勧告しています（200〜203ページで詳述）。

日本人に減っているがん

前項で日本人に肺がんが増えている、と説明しました。しかし、29ページの図表3のように、年齢調整後の肺がん死亡率は戦後著しく増加したものの、一九九〇年代半ばより横ばいから減少傾向を示しています。ここには、喫煙習慣が深くかかわっています。

興味深いデータをご紹介しましょう。実は、一九三〇年代後半～一九四〇年代前半生まれの人に、肺がんは少ないのです。その背景にあるのは、その年代の喫煙率の低さです。戦前の日本ではたばこは貴重品であり、戦時中も配給です。そして戦後しばらくは、物資不足でたばこが入手しづらい状況でした。したがって、終戦前の一九四〇年前後生まれには、若い頃に喫煙習慣という悪癖《あくへき》がつく人が少なかったのです。若い頃にたばこを吸わないと、生涯たばこを吸わない傾向が強いです。

このため、男性の喫煙率は終戦直後は低いのですが、経済復興を遂《と》げ、たばこが安価に入手できるようになった一九七〇年代にピークを迎えます。団塊《だんかい》の世代と言われる人たちが喫煙年齢に達《たっ》した時代で、同世代に喫煙者が多いのはこのためです。

いっぽう、肺がんの年齢調整死亡率は、前述のように一九九〇年代にピークを迎えます。つまり、喫煙などの悪習慣によりがんが発生するまでに、20年のタイムラグが現われるのです。

つまり、最近、肺がんの死亡数は多いのですが、年齢調整死亡率で減少傾向を見せ始めたのは、喫煙率の低下というきわめて単純明快な理由で説明できます。また、女性の肺がん年齢調整死亡率が、戦後から現代までほぼ横ばいで推移しているのは、女性の喫煙率も横ばいで推移しているからです。

大腸がんが年齢調整死亡率で減少しているのも、日本人の栄養摂取状況が、やはり一九七〇年代にピークを形成し、その後、減少しているからではないかと考えています。つまり、エネルギー摂取量やたんぱく質、脂質《ししつ》摂取量が一段落し、日本食がほどほどに欧米化されたことが、大腸がんの増加に歯止《はど》めをかけているのではないかということです（日本人のエネルギー摂取量については134〜136ページで詳述）。

しかし、大腸がんをはじめとする多くのがんは、食事だけが原因で発生するわけではありません。再三《さいさん》述べている喫煙習慣はもちろん、食生活、飲酒、身体活動量、体

図表4　食塩摂取量と胃がん死亡率

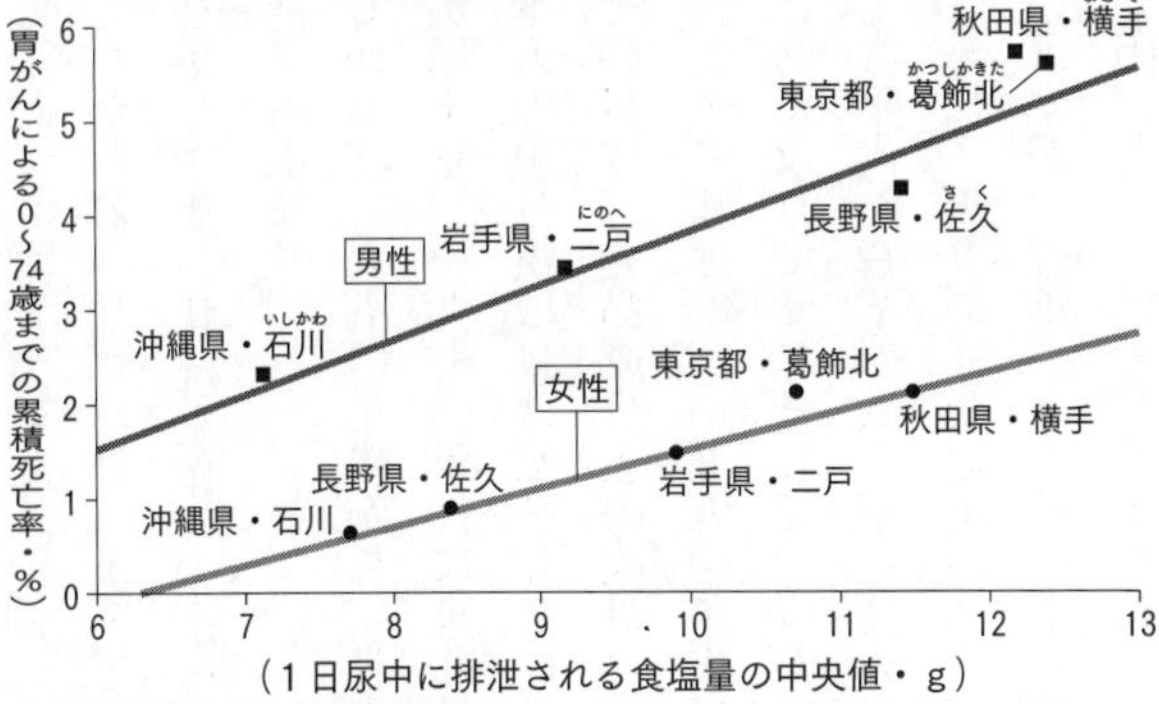

※死亡率は1985〜1989年統計

(Tsugane S, et al. Cancer Causes Control 1991;2:165-168., J Epidemiol 1992;2:83-9.)

格なども密接にかかわっています。つまり、大腸がんの減少は、日本人の健康意識の高まりなどを背景に、これらの生活習慣が改善されてきたからとも考えられます。

なぜ、胃がん、肝臓がんは減ったか？

日本人の胃がん、肝臓がん、子宮頸《しきゅうけい》がんも減少傾向を示しています。胃がんの減少要因のひとつは、日本人の塩分摂取量の減少です。

図表4は、食塩摂取量と胃がん死亡率との関連（地域相関研究）を示していますが、食塩摂取量が多い秋田県のリスクの高さが目立ちます。

これは、東北地方の日本海側に特徴的な塩蔵《えんぞう》食品の多い食生活が、胃がんの発生に深くかかわるヘリコバクター・ピロリ菌（ピロリ菌。141〜144ページで詳述）が胃のなかで感染しやすい状況を作り、かつ炎症《えんしょう》などを助長して、発がんリスクを高めていると考えられます。

しかし、一九五〇年代から、日本の塩分摂取量と高血圧・脳卒中などとの関連の研究が始まり、一九七〇年代に東北地方や長野県などで始まった「減塩運動」により、日本人の塩分摂取量は減少していきました。

その後は、食品成分表の改訂などの関係で正しい塩分摂取量が把握しにくいという状況もありますが、一九九〇年代以降のデータを見ても、ゆるやかながらも減少の傾向にあるようです。そして、胃がんの年齢調整死亡率も戦後、減少傾向をたどり、一九七〇年代からその減少率を高めているのです（図表5）。

さらに、現在の50歳以上の70〜90%が、ピロリ菌に感染したことがあると推定されていますが、近年では、感染率も低下しており、胃がんの減少を加速させている重要な要因になっていると考えられています。

図表5 部位別がんの死亡率

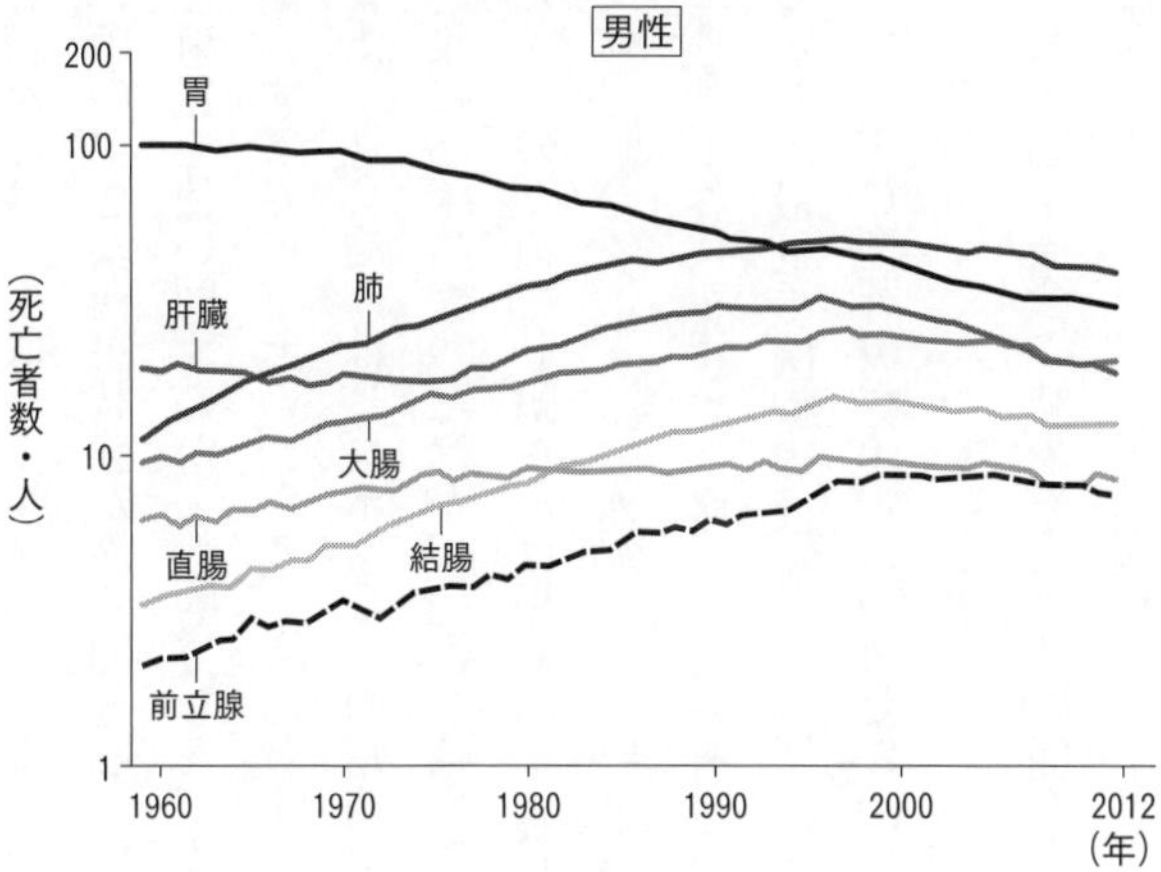

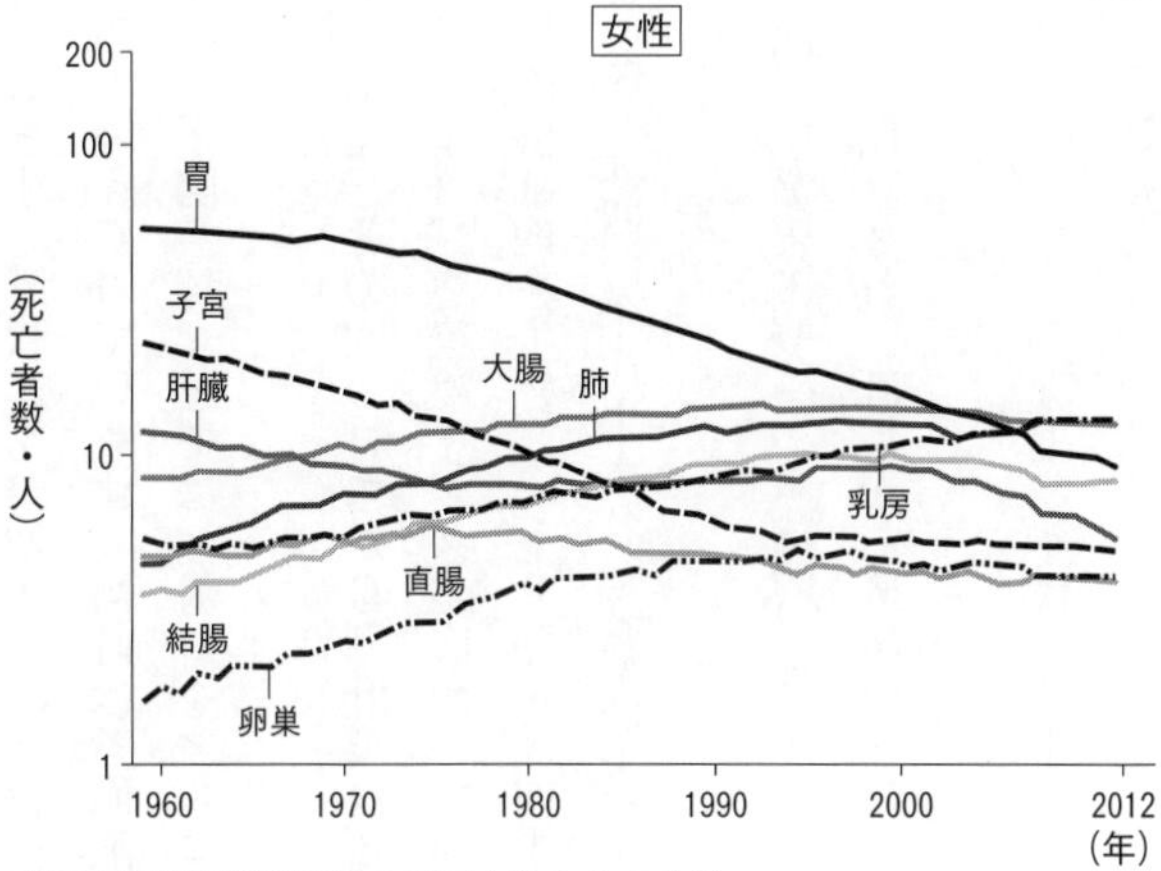

※死亡率は年齢調整後の10万人あたりの人数

（国立がん研究センターがん対策情報センター「がん情報サービス」）

肝臓がんは、主にウイルス感染により発生します。肝臓がんが増えたのは戦後まもない頃の劣悪《れつあく》な衛生状態が深く関与していると考えられています。当時は煮沸《しゃふつ》消毒後の注射器を使い回すのが一般的でした。また、予防接種などでは注射針をアルコールで消毒するだけ、といったこともありました。

また、社会的にはヒロポンなどの常用者が増え、その回し打ちがC型肝炎ウイルスの感染の温床になったほか、売血《ばいけつ》、輸血などにより、感染ウイルスが広がっていきました。このため、肝臓がんは相対的に、戦後の混乱期を生きた一九三〇年代前半生まれ（C型肝炎ウイルスの陽性割合が高い世代）や一九四〇年代生まれ（B型肝炎ウイルスの陽性割合が高い世代）に多いと言われています。

しかし、最近の医療界はもちろん、社会的にも衛生観念が飛躍的に発達しています。また、C型肝炎ウイルスの有効な治療薬も開発され、肝炎から肝臓がんに移行するケースが少なくなっています。

これら感染機会の減少や治療薬の開発などによって、一九七〇年代半ばより増加傾向にあった肝臓がんの年齢調整死亡率が、減少に転じたのです。

いっぽう、子宮頸がんも、お風呂やシャワーの普及で衛生状態が向上したことなどにより、年齢調整死亡率は戦後大きく減少していましたが、一九九〇年代より横ばい傾向にあるのが懸念《けねん》されます。近年は、子宮頸がんの原因ウイルスであるヒトパピローマウイルス（Human Papillomavirus＝HPV。144〜146ページで詳述）ワクチンが開発され、その撲滅《ぼくめつ》が期待されるところですが、ワクチン摂取による副反応《ふくはんのう》が社会問題となっている現時点では、さらに安全なワクチンの開発が求められます。

また、日本人女性の子宮頸がん検診受診率は、欧米に比べ低く、受診運動をさらに進める必要があるでしょう。

野菜・果物に、がん予防効果はあるか？

「健康のために、がんを防ぐために、野菜や果物を積極的に食べましょう」などと、健康雑誌やテレビの健康番組でさかんに言われています。

実際、ＷＣＲＦ（世界がん研究基金）とＡＩＣＲ（アメリカがん研究協会）が一九九七年に発行した報告書「食物・栄養要因とがん予防」においても、野菜・果物が、口《こう》腔《くう》・咽頭《いんとう》、食道、肺、胃、大腸（野菜のみ）のがんを予防するのは「確実」であると評価していました。

しかしながら、その後の研究成果を取り入れて二〇〇七年に発行された同報告書では、「確実」と評価された部位はなく、口腔・咽頭・喉頭《こうとう》、食道、胃、肺（果物のみ）のがんを予防する「可能性が大きい」という評価にとどめられています。同評価でリスクを「確実に下げる」としているものは、「運動による結腸がん予防効果」と「授乳による乳がん予防効果」のみでした（その後に、「食物繊維による大腸がん予防効果」が「確実」に追加）。

私たちも、野菜・果物の摂取量と胃がん、食道がん、大腸がん、肝臓がん、肺がん、前立腺がん、乳がん、そしてすべての部位のがんとの関連について、多目的コホート研究で検証しています。それらの結果では、胃がんや食道がんに対する予防効果が示されました（図表6）。また、野菜については、肝臓がんに対する予防効果が示されました。

胃がんについては、野菜・果物を「ほとんど食べないグループ」「週に1～2日食

図表6 野菜・果物の摂取とがん発生リスク

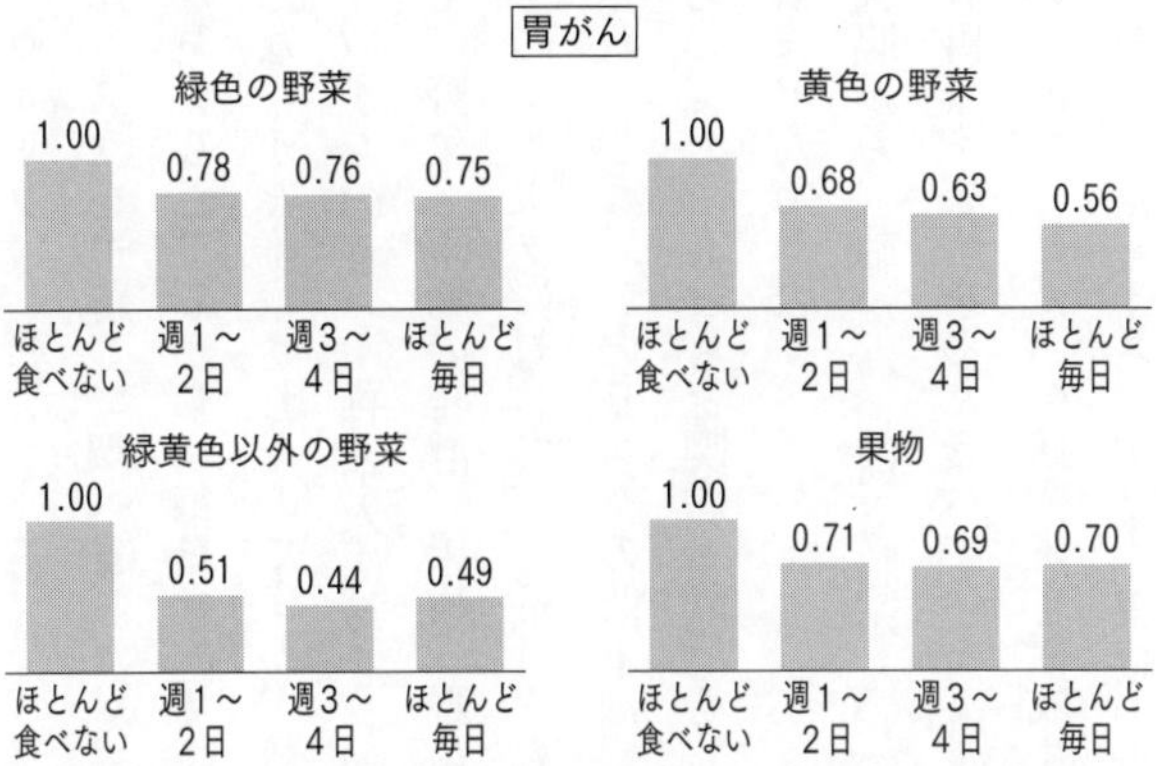

※ほとんど食べない人を1とした場合、他の要素でがんにかかる確率

(Kobayashi M, et al. Int J Cancer 2002;102:39-44.)

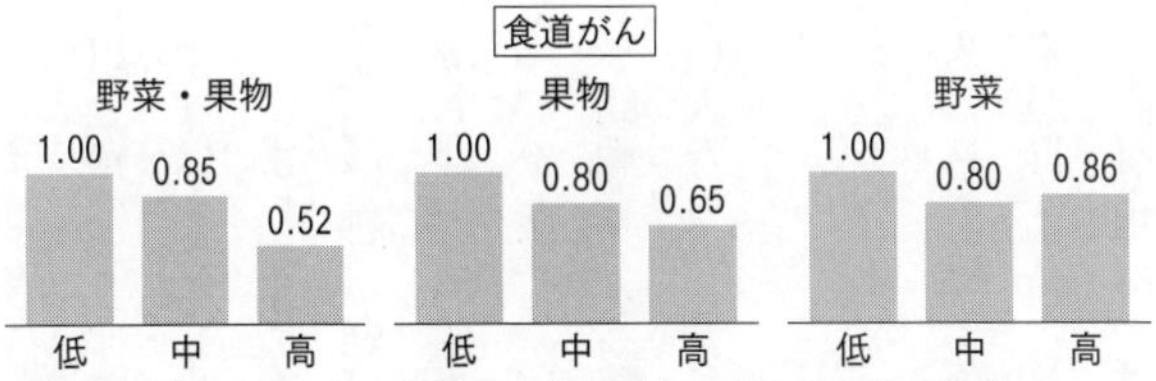

※摂取が低い人を1とした場合、他の要素でがんにかかる確率

(Yamaji T, et al. Int J Cancer 2008;123:1935-40.)

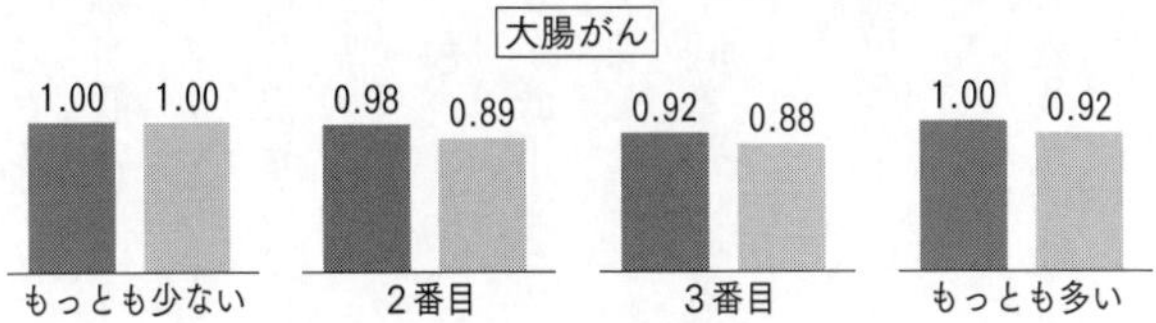

※もっとも少ない人を1とした場合、他の要素でがんにかかる確率

(Tsubono Y, et al. Br J Cancer 2005;92:1782-4.)

べるグループ」「週に3〜4日食べるグループ」「ほとんど毎日食べるグループ」の発がんリスクを追跡して調べましたが、週1日以上食べる人は発生率が低いという結果になりました。しかし、毎日食べているグループはさらに発がんリスクが低下するのではないかと推察されたのですが、意外にも、あまり変化が認められませんでした。

食道がんのうち、日本人に多く、喫煙や飲酒の影響が強い食道扁平上皮《へんぺいじょうひ》がんについて、野菜・果物の合計、果物、野菜の摂取量によって三等分し、もっとも低い3分の1のグループに対して、二番目やもっとも多いグループのリスクが低下することが示されました。このリスクの低下は、喫煙者や飲酒者でも認められましたが、いずれにおいても、もともと喫煙も飲酒もしていない人たちのリスクを下回る強い効果は見られませんでした。

大腸がん、肺がん、前立腺がん、乳がん、そして、すべての部位のがんについては、野菜や果物を多く食べているグループでもリスクは下がりませんでした。

いっぽう、私たちの研究班を構成する専門家が日本人を対象とした複数の研究データを分析したところ、野菜や果物の食道がん予防効果は「ほぼ確実」、胃がんと肺がん（果物のみ）は「可能性あり」、他の部位のがんについては「データ不十分」と評価されました。

野菜・果物はすべてのがんのリスクを下げる、とは言えませんが、食道がんや胃がんや肺がん（果物）などについては予防効果が期待できる、ということです。

私たちのコホート研究は、循環器疾患についても調査しています。その結果、果物は摂取量が増えるほど全循環器疾患のリスクを下げることが認められました。

したがって、やはり野菜や果物は、健康維持のために必要なのです。WCRFとAICRは、「1日400gの野菜・果物の摂取」（小鉢で5皿程度）を推奨しています。また、厚生労働省は、野菜を「1日350g以上」摂ることをすすめています。

脂肪《しぼう》摂取を控えても、がん予防効果は小さい!?

乳がん・大腸がんの増加は食の欧米化だけが原因とは言い切れない、と前述しましたが、ここでもうすこし詳しく説明しましょう。

まず、日本人と脂質摂取量の多い欧米人といったポピュレーション（母集団）で比較すると、欧米人の大腸がんや乳がんの罹患率は高くなります。これは確かです。では、同じアメリカ人の集団で脂肪摂取量の多い人と少ない人の乳がん・大腸がんの発生率を比較するとどうでしょう。

実は、脂肪摂取量の多い人が発生しやすい、というデータはほとんど得られていないのです。

アメリカで行なった、1日の総エネルギー摂取量の32％以上を脂肪から摂っている太った女性を対象に、脂肪エネルギー比を20％に減らすという介入《かいにゅう》研究（疾病《しっぺい》と因果関係があると考えられる要因に積極的に介入して、新しい治療法や予防法を試《ため》す研究）は、「脂肪の摂取量を減らしても、その後の乳がんの罹患率は減らなかった」と報告しています。

近年行なわれたコホート研究でも、脂肪の摂取と発がんとの関連を示す報告は、ほとんどありません。つまり、現状では、成人期の脂肪摂取量の減少による乳がん・大腸がんなどのリスクの減少は期待できないと考えられています。

しかし、がんの発生リスクが低下しないからといって、脂質や油脂《ゆし》を過剰に摂ってもいいというわけではありません。飽和《ほうわ》脂肪酸（常温では固形の脂肪）を摂りすぎれば、動脈硬化《どうみゃくこうか》や肥満リスクが高まります。そして、動脈硬化や肥満は、がんをはじめ心筋梗塞《しんきんこうそく》の発症リスクを上昇させるのです。

ただ、コレステロールは血管保護のために重要な栄養素ですから、避《さ》けすぎるのも問題です。要は、欧米並みに摂りすぎないことが大切なのです。

ビタミンEのサプリメントは、リスクを高める⁉

「抗酸化作用のあるビタミンA・C・E（病気予防のエースと称されていました）は、がんを予防する可能性が高い」「βグルカンががんに効く」このような話題がメディアで一頃《ひところ》さかんに取り上げられました。

ただ、それらのサプリメントががんを防いだり、治《なお》したりすると科学的に証明されたものはありません。確かに、試験管内実験では抗がん作用が認められるものもあるのでしょうが、それを人間が摂取すると同じ効果があるのかどうか、それを的確に証明したデータがほとんどないのです。

これまで、がんや循環器系疾患に効果があるのではないかと思われるサプリメントに対し、世界各国でランダム化比較試験を含めた疫学研究が行なわれてきました。しかし、その結果は「予防に効果あり」「関連性がない」「逆にリスクが高くなった」など、一貫性がありません。これでは、とても「サプリメントはがんを予防する」とは言えません。

私たちも、多目的コホート研究のなかで、岩手県、秋田県、長野県、沖縄県などの全国9地域の保健所の協力を得て、「ビタミンサプリメント摂取とがん・循環器疾患」について、40~69歳の男女約6万人を対象に調査しました。

その結果、追跡期間中に4501人がなんらかのがんと診断され、1858人が循環器疾患を発生しています。データを精査したところ、「女性では、ビタミンサプリメントを過去に摂取していた人や新たに飲み始めた人（具合が悪いために飲み始めた可能性があります）に全がんリスクが高く、継続して飲んでいる人の循環器疾患のリスクは低くなる」いっぽう、「男性のサプリメントの摂取は全がんリスクや循環器疾患リスクに関連しない」ことがわかりました。

ただし、この研究もサプリメントと健康に対する疫学研究のひとつですから、この研究だけでビタミンサプリメントはがん発生のリスクを高め、循環器疾患のリスクを低くするとは言えません。

多種多様のサプリメントがおびただしく開発・市販されている現在、それらの効果やリスクを科学的に解明するには膨大な手間と時間がかかり、調査が追いつかないのが実情です。

なかには、大量に摂取すると死亡リスクを高めると報告されるサプリメントもあります。そのサプリメントとは、βカロテンとビタミンE。これらはかつて、抗酸化作用が強く、がんのリスクを下げると言われていましたが、大量（高用量）に摂ると、逆にリスクを高めることが科学的に証明されています。

ビタミン類には水溶性《すいようせい》と脂溶性《し》があることはご存じだと思います。水溶性のビタミンCなどは多量に摂っても、必要のないぶんは尿として排出されます。しかし、βカロテンとビタミンEはともに脂溶性ですから、摂れば摂るほど体内に蓄積していきます。

従来は、これらのビタミンが活性酸素の発生や、細胞膜《まく》でのフリーラジカル（反応性が強く、脂質やたんぱく質を攻撃する原子や分子）の侵入を防ぐとされ、遺伝子の損傷を防ぎ、がんの発生を抑制すると考えられていました。

その仮説の下《もと》に世界各国で数万人を対象とするランダム化比較試験が、一九八〇年代から行なわれてきました。しかし、いずれの研究でも予防効果は証明されず、それどころか、大量に摂取すると死亡リスクが高まった、とする報告が多くあります（図表7）。

サプリメントは、手軽で副作用のない健康食品として現在、日本でも多くの人に普及しています。しかし、過信は禁物《きんもつ》です。過剰摂取は、かえって健康を損《そこ》なうことがあることを知っておくべきでしょう。

βカロテンのサプリメントは、リスクを高める!?

それでは、高用量のβカロテンを摂り続けた場合のリスクを中国と欧米（アメリカ、フィンランド）の研究から、もうすこし詳細に説明しましょう。

図表7 ビタミンEの死亡リスクへの影響

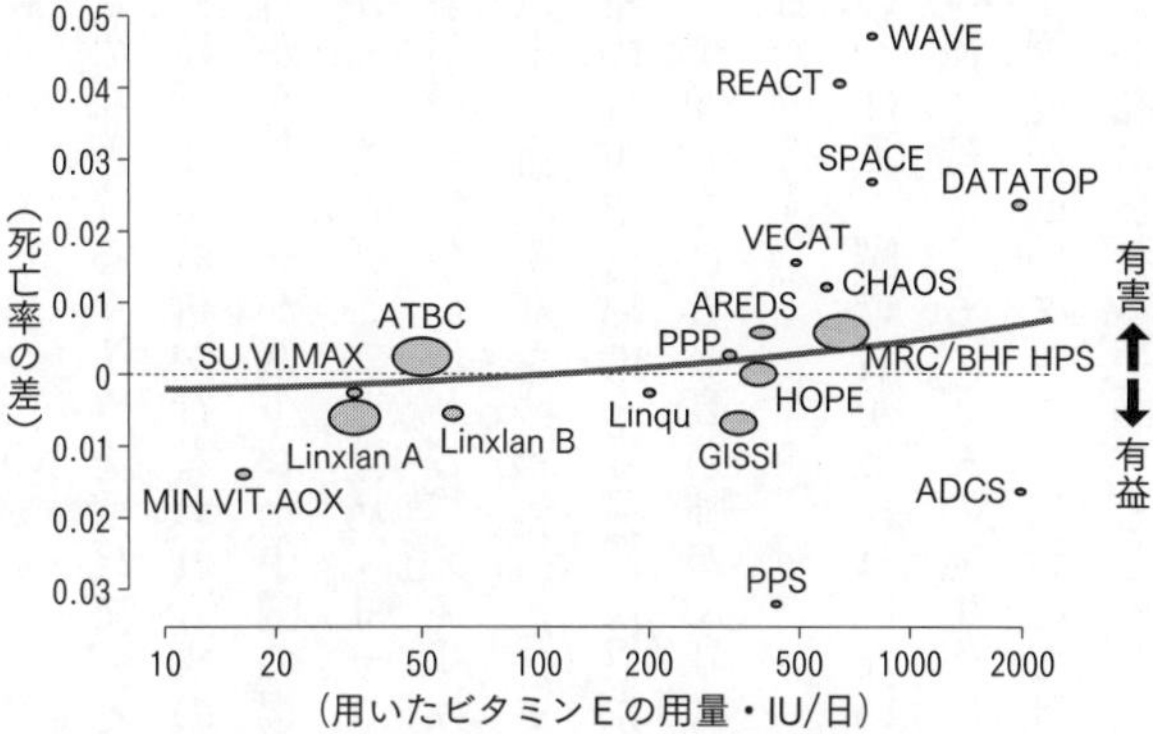

※ビタミンEを用いた19のランダム化比較試験より
※◯は個々の研究結果であり、その大きさは対象者数の規模を表わす

(Edgar R, et al. Ann Intern Med 2005;142:37-46.)

まず、中国の胃がん多発地域で行なわれた研究は、βカロテン、セレニウム、ビタミンEを被験者に投与したグループと偽薬を与えたグループに分けて、胃がんの発生率を比較しました。その結果、前者は後者に比べ、胃がん発生率が21%低下しました。

さらに、βカロテンはたばこの害を打ち消せるのではないかという仮説の下に、肺がんリスクの高い喫煙者グループに対し、アメリカとフィンランドで試験が開始されました。

しかし、その結果は、βカロテンを投与したグループの肺がん発生率や死亡率が高くなってしまったのです。

この相反するデータを受けて、その後、βカロテンの血中濃度とさまざまながんリスクに関する解析が行なわれ、次のような結論が導き出されました。

胃がんリスクが低下した中国の場合、毎日の食料事情などから血中のβカロテン濃度がもともと低かったため、サプリメントで補《おぎな》う（15㎎）ことで期待したがんの予防効果が現われた。しかし、アメリカとフィンランドの被験者は、すでに試験前から一定以上の血液濃度を持っていたにもかかわらず、サプリメントの投与（20〜30㎎）で日常の食事では摂取できないほどの量のβカロテンを血液中に取り込んだ。その結果、喫煙でもともと高い肺がんリスクをさらに増加させてしまった可能性がある、とされたのです。

いっぽう、喫煙者があまりいないアメリカ人医師のグループは、10年以上βカロテンを摂り続けても、がんの発生率は高くも低くもなりませんでした。ただ、もともと血中濃度が低いグループにおいては、βカロテンの投与により発がんリスクは下がる効果が認められる半面、もともと高いグループでは、発がんリスクが高くなった、と報告されています。

つまり、血液中に一定のβカロテン濃度がある場合、さらに高用量のβカロテンを摂り続けると、肺がんなどのリスクを高めるのです。ふだんから野菜・果物などを意識的に摂っている人は、サプリメントでβカロテンを補う必要はないのです。

ホルモン剤による乳がん予防の効果と危険性

乳がんは、血縁《けつえん》者に乳がん患者がいたり（＝家族歴あり。「家族歴」とは、家族・近親者の病歴のこと）、未経産・少出産など乳がんリスクの高い女性にとって、特に気にかかる病気でしょう。

現在、乳がん治療に「タモキシフェン」というホルモン剤が用いられています。正確には、女性ホルモンの細胞への作用をブロックする薬品ですが、従来の化学療法に比べて、患者さんへのダメージが少なく効果の高い治療法として認識されています。

欧米では、この薬を乳がんリスクの高いグループに投与すれば、予防できるのではないかという仮説の下に、さまざまなランダム化比較試験が行なわれてきました。

たとえば、約1万3000人の乳がんリスクの高い（ゲイルモデルと呼ばれる予測式で5年間の罹患リスクが1・66％以上と推計）女性に、タモキシフェンと偽薬を5年間服用してもらった試験では、タモキシフェンを服用していたグループの乳がんリスクが半分に低下することが示されました。いっぽうで、子宮体がんなどのリスクが上がることもわかりました。

図表8は、その試験にもとづいて、40歳の白人女性1万人（全員子宮があり、5年間の乳がん罹患リスクは2・0％と設定）に、タモキシフェンを5年間投与したと仮定した際のさまざまな病気の累積イベント数をシミュレーションしたものです。

その結果、タモキシフェンを服用していたグループからは、乳がんに罹患した人は103人となりました。罹患リスクが2・0％ですから、何もしなければ200人に発生したと考えられ、97人を予防したということです（非浸潤《しんじゅん》性《せい》乳がんは53人を予防。「浸潤」とは、腫瘍《しゅよう》が上皮《じょうひ》─組織の表層部分─を越えて増殖すること）。

他に、腰椎《ようつい》骨折が2人と予測されるところ1人であったために、1人を予防したことになります。しかし、子宮体がん、脳卒中、肺塞栓《はいそくせん》などの致死的な病気の罹患者

図表8　タモキシフェンのリスクとベネフィット

疾病の重症度	疾病の種類	何もしない場合	タモキシフェン５年間服用	予防効果
致死的疾患	乳がん	200	103	97
	腰椎骨折	2	1	1
	子宮体がん	10	26	−16
	脳卒中	22	35	−13
	肺塞栓	7	22	−15
重症	非浸潤性乳がん	106	53	53
	深部静脈血栓	24	39	−15

※１万人の40歳白人女性（子宮あり、５年間の浸潤性乳がん累積罹患率2.0%）の５年間の累積イベント数

• ベネフィット＝(97＋１)－(16＋13＋15)＋0.5×(53－15)＝ 73

乳がん罹患率が1/4の場合

• ベネフィット＝(24＋１)－(16＋13＋15)＋0.5×(13－15)＝−19

（Gail MH, et al. J Natl Cancer Inst 1999;91:1829-46.）

が、それぞれ16、13、15人増加しています。また、深《しん》部《ぶ》静《じょう》脈《みゃく》血栓《けっせん》も15人増加しています。

つまり、タモキシフェンは乳がんを予防するけれども、他の病気のリスクを高めることになります。重症の病気への効果を致死的な病気への効果の半分と仮定して、ベネフィット（利益＝予防効果）とリスク（危険性＝副作用）を単純に足し合わせて試算すると、タモキシフェンは、乳がんリスクが5年間に2％の1万人の集団において、73人に対するベネフィットがあることになります。

また、新たなホルモン療法として、子宮に対する副作用が少ないとされる「ラロキシフェン」というホルモン剤が登場し、アメリカで乳がんリスクの高い閉経後の女性2万人を対象に、タモキシフェンと同薬を5年間投与する研究が行なわれました。

すると、ラロキシフェンを服用していたグループは、浸潤性乳がんの予防効果はほぼ同等だったいっぽう、浸潤性子宮体がんリスクは約40%低いという結果になりました。子宮体がんのリスクという副作用は小さいものの、脳卒中などの副作用への懸念は依然として残っています。

つまり、ホルモン剤による予防は、ベネフィットと副作用などのリスクが明確にされたわけですが、このようなリスクのある薬をまだ症状の出ていない人に用いてもよいのかという議論が、当然ながら出てきます。

現在アメリカでは、家族歴がある、乳がんリスクが高いなどの人には、予防医療でも保険を適用しています。つまり、ホルモン療法のリスクをベネフィットが上回ると考えられるケースでは、タモキシフェンを処方できるのです。

しかし日本では、予防医療に保険は使えません。また、日本人の5年間の平均乳がんリスクは0・5％程度です。リスクが高いとされた2％の4分の1ですから、先のシミュレーションにあてはめた場合、乳がんや非浸潤性乳がんの予防効果も4分の1のそれぞれ24人（50人のところ26人）と13人（26人のところ13人）となります。

すると、タモキシフェンの予防的投与のベネフィットより、子宮体がんや肺塞栓などのリスクのほうが大きくなってしまうので、乳がん予防にタモキシフェンを使用するメリットは小さく、デメリットのほうが大きくなってしまうのです。

日本でも自由診療を行なっている医療施設では、タモキシフェンを予防的に処方する医師もいるようですが、乳がんリスクが非常に高いと予測される女性でない限り、欧米と比較して乳がんの発生率が低い日本人は、あえてリスクを抱《かか》えるだけのメリットは少ないと思います。

それでも、予防的にタモキシフェンやラロキシフェンを服用したい人は、そのベネフィットとリスクのバランスをしっかり理解する必要があるでしょう。

抗炎症剤《こうえんしょうざい》による大腸がん予防の効果と危険性

アスピリンと言えば、鎮痛・解熱剤《げねつざい》として誰もが知っているでしょう。このポピュラーな薬は、血小板《けっしょうばん》の凝集《ぎょうしゅう》反応を抑《おさ》える作用（血を固まりにくくする）があるため、単に頭痛薬として使用されるだけではなく、心筋梗塞を予防するために小用量が処方されています。

また、アスピリンや他の非ステロイド系抗炎症剤を長期間服用すると、大腸がんのリスクを低下させます。ただ、消化管出血や脳出血リスクが高まることが、欧米の複数のランダム化比較試験やコホート研究で報告されています。

そこで、大腸がん予防のために、副作用の少ない非ステロイド系の「シクロオキシゲナーゼ-2（COX-2）選択的阻害剤《そがいざい》」と言われる薬が開発され、この薬を用いた三つのランダム化比較試験が行なわれました。

これらの研究は、大腸がんの前《ぜん》がん病変《びょうへん》と知られる大腸腺腫《せんしゅ》を持つおよそ2000人を被験者に、シクロオキシゲナーゼ-2を3年間投与したもので、二〇〇六年に報告されました。その結果は、いずれの研究でも腺腫の再発は30％、進行性腺腫の再発が40%程度抑えられたものの、逆に重い心血管疾患のリスクが上がってしまいました。

これでは、心血管疾患が大腸がんの数倍も発生する欧米では、大腸がんの発生を抑えるというベネフィットをリスクが上回ります。このため、アメリカ保健社会福祉省の特別委員会は「平均的なリスクの人の大腸がん予防のために、アスピリンやその他の非ステロイド系抗炎症剤を用いるべきではない」と勧告しています。

ちなみに、アスピリンの心筋梗塞の予防効果は確立されており、かつ心血管疾患がアメリカ人の最大の死因であるために、ベネフィットがリスクを上回ると評価され、「45〜79歳の男性と55〜79歳の女性に対して、心血管障害予防のためにアスピリンを用いることを推奨する」と勧告しています。

では、日本人はどうでしょうか。たとえ大腸がんの発生リスクが30%抑えられても、日本人に多い消化管性出血や脳出血に対する評価が不明でした。

二〇一四年十二月、衝撃的な論文が日本から発表されました。高血圧、脂質異常症、糖尿病のいずれかを持つ60〜85歳の約1万5000人に対して、アスピリンの心血管疾患予防効果をランダム化比較試験で検証した結果、効果が認められなかったというものです。非致死性の心筋梗塞は50％も抑えられたものの、日本人に頻度が多く重症化しやすい脳出血のリスクが約2倍に高まったのです。その結果、心血管疾患全体としての予防効果は認められませんでした。

これは、日本人は魚介類やアルコールの摂取量が多く、もともと血が固まりにくい体質であり、かつ心筋梗塞も少ないので、アスピリンによるベネフィットよりもリスクのほうを注意する必要があることを示したものと考えています。

大腸がんをはじめとするがんの多くは、禁煙、節酒、運動など生活習慣を改善するだけで20～30％リスクを減らせます。家族性大腸腺腫症（「家族性」とは、遺伝性が認められること）のような遺伝性の疾患を有《ゆう》しているような、大腸がんリスクのきわめて高い人を除けば、大腸がん予防のためにアスピリンを服用することは避けるべきであり、多くのがん予防につながる生活習慣を見直すほうが賢明でしょう。

がん予防ワクチンはできるか？

「子宮頸がんがワクチンで予防できるなら、すべてのがんに効果的なワクチンはないのだろうか？」このような疑問を持つ人も少なくないでしょう。

しかし、ウイルスや細菌感染が発生の引《ひ》き金《がね》となる子宮頸がんや肝臓がんを除き、自己遺伝子のエラーにより発生するがんをワクチンで予防することは、今後著しく創《そう》薬《やく》研究が進んでも、残念ながら難しいと言わざるを得ません。

ちなみに、子宮頸がんを予防するワクチンとは、子宮頸がんの発生に深くかかわるヒトパピローマウイルス（ＨＰＶ）16型、18型の感染を予防するもので、がんの発生そのものを予防するものではありません。子宮頸がんはＨＰＶ16型、18型だけではなく、30～40％程度はその他のタイプのＨＰＶ感染により発生しており、その他のウイルスに対するワクチンを開発しない限り、１００％の予防はできません。

また、肝臓がんの発生にかかわるＣ型肝炎ウイルスに対するワクチンもまだありませんし、ヒトＴ細胞白血病ウイルス１型（ＨＴＬＶ-１）感染により発生する成人Ｔ細胞白血病リンパ腫に対するワクチンもまだできていません。

いっぽう、B型肝炎ウイルスは効果的なワクチンが開発されたため、B型肝炎で発生する肝臓がんは今後、なくなる可能性があります（C型・B型肝炎と肝臓がんとの関係については139〜141ページで詳述）。

C型肝炎、成人T細胞白血病リンパ腫などウイルス感染が原因のがんに対しては、原因を断《た》つという意味で、予防ワクチンは有効です。しかし、そのウイルスの種類（RNAウイルス）から、効果的なワクチンの製造が難しいのが現状です。

ところで、「がんのワクチン療法」なるものが、雑誌などで取り上げられることがありますが、それらの多くは体内に外敵（ワクチン）を入れて、NK細胞（＝ナチュラルキラー細胞。がん細胞やウイルス細胞などを見つけ次第攻撃するリンパ球）などの免《めん》疫《えき》細胞を活性化させることで、体の免疫力を高め、がんを防ぐというものです。

言わば、ひとつの免疫療法と考えられますが、その効果についてはまだ科学的根拠に乏しいのが現状です。

第2章

科学的に証明された がんの原因

なぜ、がんになるのか？

がんを意味する英語は「ｃａｎｃｅｒ（がん、かに座）」です。これは、乳がんの腫瘍がかにの足のように広がることから、医学の父・古代ギリシャのヒポクラテス（紀元前四六〇頃～同三七〇年頃）が「ｋａｒｋｉｎｏｓ（ギリシャ語でかに）」と名づけ、のちにラテン語に訳されたことに由来しています。

このように、がんは古代から、死に至る病《やまい》と認知されていましたが、その正体はほとんどわからず、「がんについてわれわれが確実にわかっていることは、何も知らないということである」と十九世紀半ばの名外科医サミュエル・グロスを嘆《なげ》かせたほどでした。

しかし、その後の基礎医学や分子生物学などの著しい進展により、発がんメカニズムは、一九七〇年代までにかなり解明されてきました。本章では、ここまで科学的に解明されたがん発生のしくみや、その原因を中心にお話ししていきます。

まず、がんはどのようにしてできるのでしょうか。

私たちの体は、およそ60兆個もの細胞で構成され、そのすべての細胞内の核《かく》には

「DNA（デオキシリボ核酸《かくさん》）」という人体の設計図が組み込まれています。そして、DNA内にはたんぱく質を作るための情報を持った約3万個とも言われる遺伝子（塩《えん》基《き》配列）があり、その情報にもとづいて、すべての体細胞は秩序よく、毎日、新陳代《しんちんたい》謝《しゃ》を繰《く》り返します。

ただ、なかにはDNAの転写ミスにより、元の遺伝子とすこし異なる情報を持つ細胞ができてしまうことも珍《めずら》しくありません。これらの細胞は通常、「異物」として体の免疫機能により排除されたり、自然に死滅するようにあらかじめプログラムされたり（「アポトーシス」と言います）していますが、なかにはしぶとく生き残り、将来的にがん細胞として増殖する可能性を持つ細胞も出現します。

この細胞のがん化を促進するのが、一九七〇年代に発見された「がん遺伝子」です。この遺伝子には本来、細胞の分裂・増殖、分化を促すといった大切な働きがあるのですが、発がん物質や発がんウイルスなどにより遺伝子が傷つけられると、無秩序に細胞を増殖させたり、がん化を促進したりする悪玉《あくだま》遺伝子に変化するのです。なお、がん遺伝子は、これまでに100種類以上発見されています。

いっぽう、がんの発生を抑える遺伝子は「がん抑制遺伝子」と呼ばれ、20種類以上確認されています。この遺伝子は、正常であればがん化を防ぐ役割を担《にな》っていますが、同じく外部因子により傷つけられると、その機能を失い、がん細胞の無秩序な増殖を許してしまいます。

つまり、がんという病気の発生には、がん遺伝子とがん抑制遺伝子というふたつの「がん関連遺伝子」が深くかかわっているわけです。

ただし、がんはひとつの細胞の遺伝子の突然変異により発生するほど、単純ではありません。仮にがん細胞が芽生《めば》えた場合、その細胞は何段階もの変異と増殖を長い時間をかけて繰り返し、がん細胞に変容していきます。これを「多段階《ただんかい》発がん」と言い、がん細胞がX線検査などで発見できる1㎝大まで増殖するまでに、およそ10～15年、長いものでは20～30年もかかることもあります。

つまり、健康診断や人間ドックなどで発見されるがんのほとんどは、10～30年前に遺伝子変異を起こした異常細胞というわけです。

この段階で治療を開始しないと、がん細胞が増殖してさらに大きくなるだけではなく、近くの臓器や組織に侵入（浸潤）したり、血液やリンパ液に乗って遠い部位に転移して増殖を続けるなど悪性度を増すため、治療や予後《よご》（病気や手術後の回復の見通し）が難しくなるのは言うまでもありません。

やはり、がんは何より予防、そして早期発見、早期治療が大切ということです。

遺伝か、環境か？

「うちの家系にはがんで亡くなる人が多い。がんは遺伝するのでは……」このように思ったことはありませんか。

厚生労働省研究班が行なった「日本人のがん予防に対する意識調査」によると、「がんは20％以上、遺伝子により運命づけられている」と回答した人が過半数を占め、５人に１人は「50％以上は遺伝子の影響」と答えていることが明らかになりました。つまり、日本人は「がんは遺伝する」と考えている人が多いのです。

確かに、一部の大腸がんや乳がんなどには家族性が認められるものもありますし、がん関連遺伝子があることからも、がんは遺伝性が強いと考える人がいても不思議ではありません。

ただ、遺伝性のがんは全がんの5%ほどと言われ、限定的です。それを端的《たんてき》に示すのが、スウェーデン、デンマーク、フィンランドで行なわれた双子《ふたご》の調査です。

4万5000組の双子を一卵性《いちらんせい》（遺伝子は100%一致）と二卵性《にらん》（同平均50%）のふたつのグループに分け、11種類の臓器（胃、大腸、膵臓《すい》、肺、乳房、子宮頸部《けい》、子宮体部、卵巣《らんそう》、前立腺、膀胱《ぼうこう》、白血病）について、同じがんの発生率を莫大《ばくだい》な予算と年月をかけて追跡しました。

その結果、遺伝的要因が確実に存在する（統計学的に有意《ゆうい》）とされたのは大腸がん、乳がん、前立腺がんの3種でした。これらのがんに双子の1人がかかると、もう1人が75歳までに同じがんにかかる確率は一卵性の場合、前立腺がん18%、大腸がん11%、乳がん13%。二卵性の場合は同3%、同5%、同9%、と思いのほか低かったのです。

さらに、これらのがんの一般的な遺伝的要因（環境要因の影響の強さを修飾する遺伝的要因も含まれる）の寄与割合を推定したところ、前立腺がん42%、大腸がん35%、

図表9　がん発生における遺伝的要因

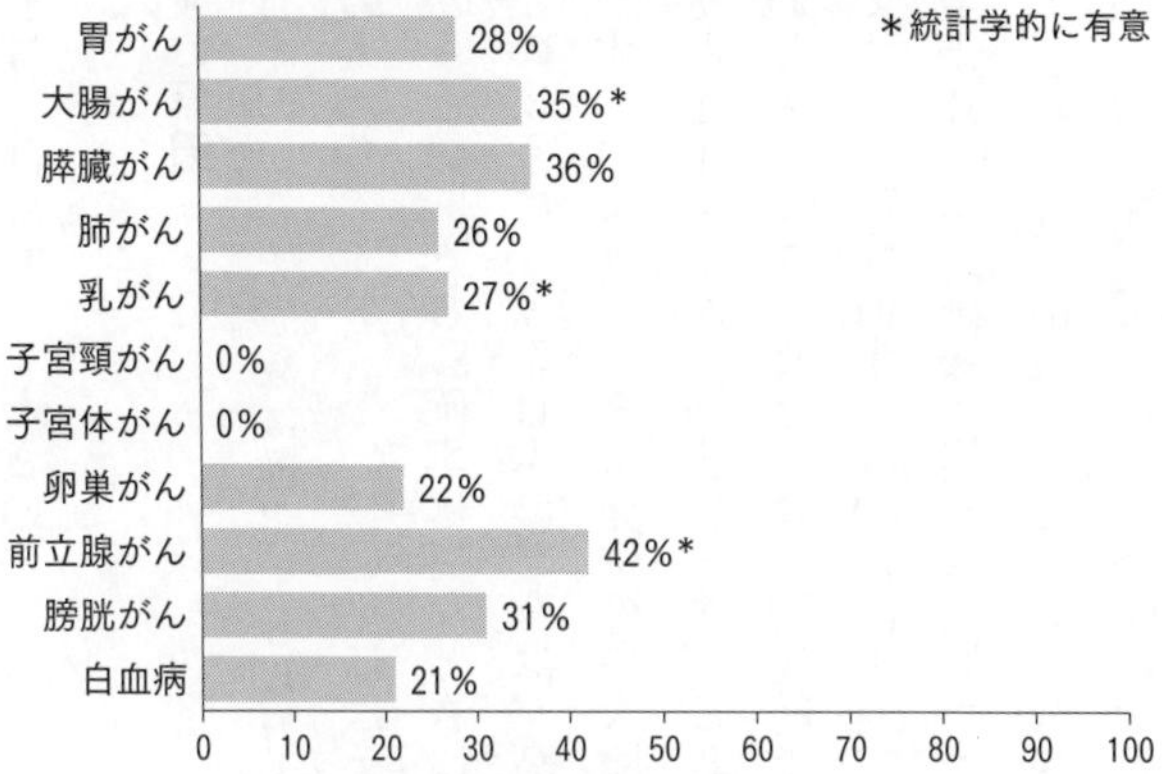

（Lichtenstein P, et al. N Engl J Med 2000;343:78-85.）

乳がん27％となりました（図表9）。

このように、遺伝的要因がもっとも高い前立腺がんでも、58％は環境要因が発生にかかわっているのですから、遺伝性は必ずしも高いとは言えないことになります。

家族性のがんの多くは、異常のあるがん抑制遺伝子を親から受け継ぐために起こります。

たとえば、遺伝性の強い家族性大腸腺腫症にかかると、若い時から、大腸全体に100個以上のポリープができて、そのまま放置するといずれがん化します。そのため、予防的に大腸全摘《ぜんてき》手術がしばしば行なわれます。もし、家族のなかにこの病気があれば、注意してください。

最大の原因

日本のがん患者数は推定180万人とされ（二〇〇五年）、その60％以上は65歳以上の人たちですが、二〇二〇年にはそれが230万人、約70％に拡大し、一生のうちにがんと診断される確率は男女ともに2人に1人と推計されています。

このように、今の日本のがんは、高齢になればなるほど発生しやすいありふれた病気です。つまり、がんの発生の最大原因は加齢と言えます。

それを示すのが、図表10です。これは、ある年齢の人が1年間にがんになる確率を表わしています。たとえば、50代前半男性が1年間にがんになる確率は250人に1人ですが、70代前半では40人に1人、80代前半では30人に1人と確率は高まります。

つまり、がんは老化現象のひとつであり、二〇一三年の平均寿命が男性（80・21歳）、女性（86・61歳）ともに過去最高を更新した日本では、がん患者が増加するのは当然なのです。ではなぜ、高齢になるとがんが発生しやすくなるのでしょう。

図表10 がんの年齢階級別罹患率

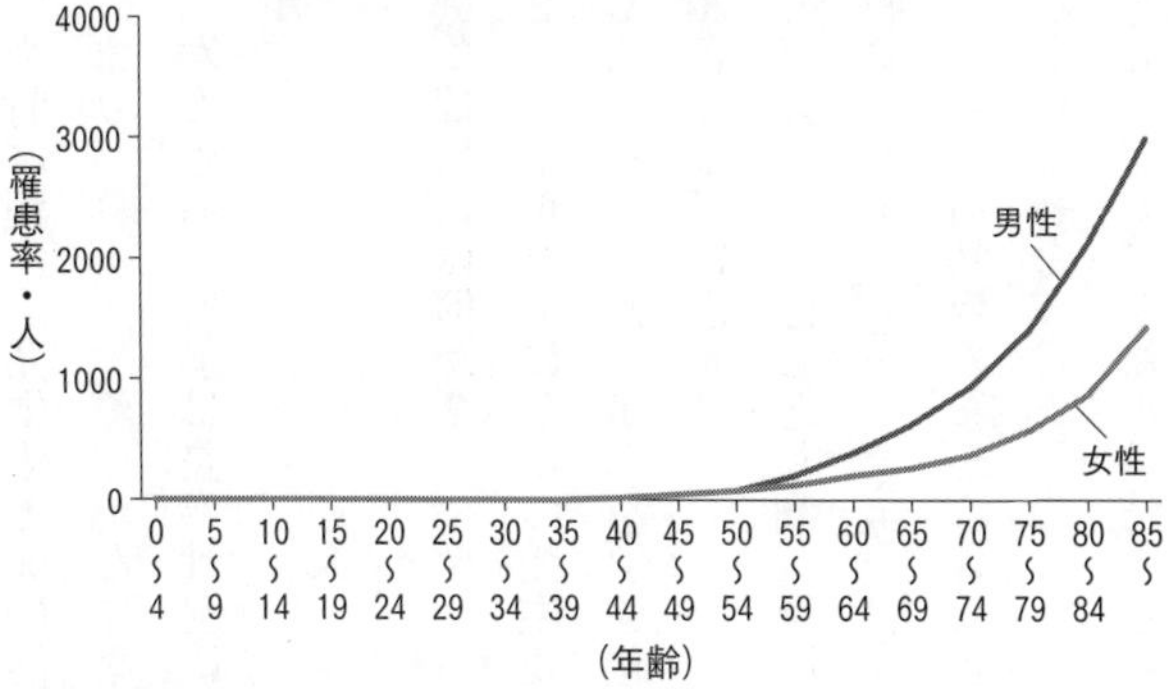

※2010年調査
※罹患率は10万人あたりの罹患者数

（国立がん研究センターがん対策情報センター「がん情報サービス」）

さきほど、異常ながん関連遺伝子が長い年月をかけてがんを発生させる、と説明しました。つまり、40代、50代で発生したがん細胞の芽は60〜80代頃まで増殖し、最終的にがんとして出現するのです。

また、年齢を重ねれば、そのぶん発がん物質にさらされる回数が多くなったり、期間が長くなったりして、体の細胞じたいも老化するので、細胞分裂の際にDNAの転写ミスも必然的に多くなり、がんができやすくなるわけです。

これは、男性の平均寿命がようやく60歳に届いた一九五〇年代半ばから一九七〇年代では考えられないことでした。なぜなら、当時はがんが発生する前に他の病気で亡くなるケースがほとんどでしたから。

つまり、今ようやく、がんになれるような年齢まで日本人は生きられるようになった、がん患者の増加は長寿社会にともなう負の遺産、と考えられるのではないでしょうか。

「発がん性」とは何か？

さて、前項までにがんの発生要因として、遺伝的リスクと高齢化リスクについて説明しました。ただ、がんを引き起こす要因は、これら以外にも日常生活のなかにたくさん存在しています。

たとえば、たばことお酒、高塩分の食事、アスベストやダイオキシンなどの環境汚染物質、ヒトパピローマウイルスやヘリコバクター・ピロリ菌などのウイルスや細菌、さらに自然界のなかのさまざまな放射線や医療用放射線、紫外線など枚挙にいとまがありません。

もし、完全にがんを予防するとすれば、これらすべてのリスクファクターを完全に避けなければなりませんが、それは現実的に不可能です。そこで、がんを予防するためには、それぞれの要因の危険度を理解し、回避できるものは回避し、避けられないものとは共存していくという意識が大切になってきます。

現在の日本には、がん予防に関する情報が溢れ返っています。しかし、それらの情報は、科学的根拠のないもの、動物実験だけのデータにとどまるもの、個人の経験などを根拠にするものも多いのです。そのなかから、本当にがん予防に役立つ情報を得るには、「発がん性」という言葉をきちんと理解しなければならないでしょう。

発がん性という言葉には、次の4項目の意味が含まれます。

○当該《とうがい》物質（要因）の人間社会での曝露《ばくろ》（さらされること）が、ある程度のレベルであること（発がん性物資と言われるものでも、人間が遭遇する可能性がなければ、ヒトの発がん性について評価に値《あたい》しないという意味）。

○動物を対象とした発がん実験で、発がん性の証拠が示されている。

○人間を対象とした疫学研究で、発がん性の証拠が示されている。

○当該物質で、がんが発生するメカニズムを説明できる。

つまり、発がん性があると思われる要因について、ひとつの研究論文があったとしても、それだけで判断されるわけではなく、人間や動物を対象とした十分な研究の有《う》無《む》で、ヒトに対する発がん性は評価されるということです。

発がん性については、WHO（世界保健機関）の専門組織であるIARC（国際がん研究機関）が、『IARC Monographs on the Evaluation of Carcinogenic Risks to Humans（ヒトに対する発がんリスク評価）』にまとめています。

これは、人間のデータと動物実験データの各々《おのおの》について、「発がん性が十分にある」「発がん性に関する証拠は限定的」「発がん性に関する証拠は不十分」「発がん性の欠《けつ》如《じょ》を示唆《しさ》する証拠がある」という4カテゴリーに分類し、さらに人間と動物のカテゴリーを照合し、かつメカニズム研究を参考にして、総合的に判断してグループ1（発がん性がある）、グループ2a（おそらく発がん性がある）、グループ2b（発がんの可能性がある）、グループ3（発がん性に関して分類不能）、グループ4（おそらく発がん性がない）と評価したものです。

すこし専門的でわかりづらいと思いますが、要は「テレビや雑誌で発がん性がある」と紹介されても確かな根拠がなければ、必要以上に心配する必要はなく、逆に十分な発がん性に関する証拠を持つ要因には、注意してつきあわなければならないということです。

電磁波の発がん性

一時期「携帯電話を使いすぎるとがんになる」という話がありました。電磁波に発がん性があるや否《いな》や、ということですが、これに対してＩＡＲＣは、二〇一一年に「携帯電話の電磁波はがん発生のリスクを高める恐れがある」との見解を発表しています。

これは、脳腫瘍になった人とそうでない人の過去の携帯電話の使用歴を比較し、「携帯電話を1日30分、10年間使い続けると神経膠腫《こうしゅ》の危険性が40％増加する」という報告などにもとづいたものです。しかし、前項の発がん性評価にあてはめると「発がんの可能性がある」に該当《がいとう》し、危険性評価もグループ２ｂになります。

ＩＡＲＣは、「因果関係についてはまだ研究が必要」としたうえで、「携帯電話本体を直接耳に近づけず、イヤホンなどを使ったり、メールで連絡を取ったりすれば電磁波に直接触れることはない」と指摘しています。

ただ、この発表以後も携帯電話の電磁波による健康被害は報告されていません。したがって、電磁波の発がん性はまだはっきりわかっていないというのが現状です。

たばこの発がん性

たばこは健康の大敵――何かにつけて評判の悪いたばこ。その弊害について、第１章では肺がんを中心にお話ししましたが、たばこは肺がんだけでなく、口腔がん、咽頭がん、喉頭がん、食道がん、胃がん、膵臓がん、肝臓がん、尿路《にょうろ》がんなど、あらゆるがんの確実なリスクファクターとされる最大の発がん物質です。
国立がん研究センターの研究グループによれば、喫煙男性の喉頭がん、肺がん、尿路がんの死亡リスクは非喫煙者の４～５倍程度に跳《は》ね上がるとしています（図表11）。

図表11 喫煙とがん死亡リスク

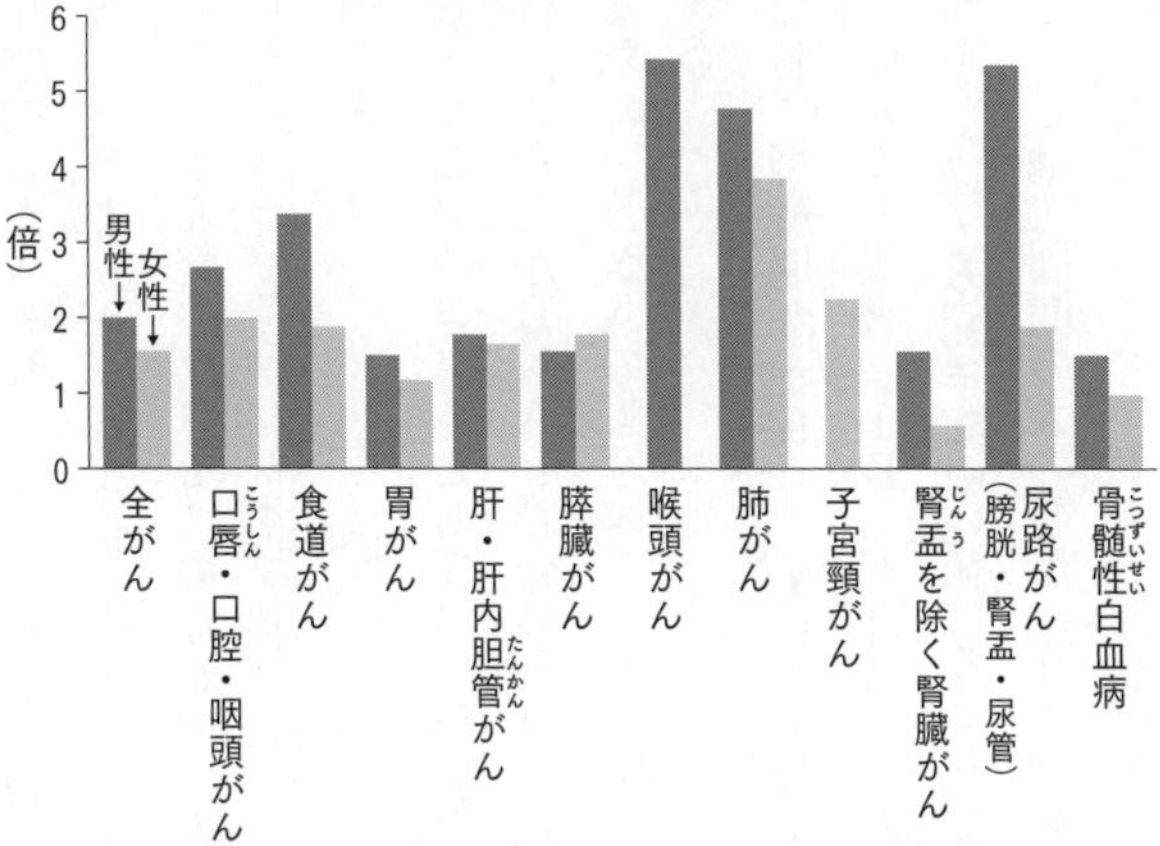

※たばこを吸わない人を１とした場合、たばこを吸う人の発がんリスク

（Katanoda K, et al. J Epidemiol 2008;18:251-64.）

このように、喫煙はがん予防の大敵ですし、循環器系、脳血管系、呼吸器疾患、糖尿病などのリスクも高めます。つまり、たばこは体にとってまさに百害《ひゃくがい》あって一利《いちり》なし。それどころか、喫煙者本人だけではなく、パートナーや子どもなどにも受動喫煙を強《し》い、肺がんリスクを約1・3倍も高めるのですから、問題です。

受動喫煙とは文字どおり、喫煙者がくゆらすたばこの煙や副流煙《ふくりゅうえん》（喫煙者が吐《は》き出す煙）を非喫煙者にもかかわらず吸わされてしまうことです。

たばこの主流煙には約4000種類

の化学物質が含まれ、そのうちの約60種類（ベンツピレン、芳香族《ほうこうぞく》アミン、ニトロソ化合物、ヒ素、カドミウムなど）は発がん化学物質です。これらの物質が体内に取り込まれると、がん発生プロセスのなかで、正常な細胞のがん化のきっかけを作る（イニシエーター）、細胞のがん化を促す（プロモーター）、がんの増殖を促進するという悪さを働きます。

ひとつのメカニズムとしては、煙のなかの物質やその代謝などで生《しょう》じる化学物質や活性酸素などがＤＮＡと結合したり、損傷を与えたりします。このため、細胞が分裂する際に、ＤＮＡの転写エラーが多くなり、がん細胞を作り出し、増殖させてしまうのです。

なお、喫煙期間が長く、１日の喫煙本数が多い人ほど、発がんリスクは高まります。肺がんの場合、１日のたばこの本数×喫煙年数が６００以上の場合（たとえば１日20本のたばこを30年間吸い続けると６００）、高危険群に属します。

たばこは、周囲の人の発がんリスクも確実に高めます。たばこは自分のためにも、周囲の人のためにも今すぐやめるべきでしょう。どうしてもやめられなければ、せめて周囲の人の健康に危害を加えることだけは避けるべきです。これはマナーの問題ではなく、他人に危害を加えないための配慮です。

一時期、メディアでアスベストやダイオキシンの発がん性が大きく取り上げられたことがありました。アスベストは少量でも中皮腫《ちゅうひしゅ》や肺がんを引き起こしますし、ダイオキシンの血中濃度が正常の数千倍というようなレベルを職業的に反復《はんぷく》曝露している人は、発がん性が高まることがわかっています。

このため、環境問題がさかんに議論されたものですが、その時、私は強い違和感を覚えました。なぜなら、たばこを吸いながら、意見を論じる人がいたからです。たばこのがんの相対リスクは男性で1・55〜1・73倍、女性で1・24〜1・43倍。対して、大量にダイオキシンを浴び、血清《けっせい》のダイオキシン濃度が数千倍に上がった人の発がんリスクは1・4倍です。つまり、ダイオキシンの弊害を語る時、たばこを吸っているのは矛盾《むじゅん》した行動と言えます。

なお、喫煙および受動喫煙とがんとの関係については、次章で詳述します（92〜102ページ）。

放射線の発がん性

二〇一一年の東日本大震災にともなう福島第一原子力発電所事故における放射線拡散が、日本のみならず、国際的にも大きな関心を集めています。

現在、原発内で収拾作業に携《たずさ》わる人々や、原発周囲で生活していた人たちの健康被害、特に子どもの甲状腺《こうじょうせん》がんの発生リスクが懸念されていますが、事故後、速《すみ》やかに避難した人々はそれほど大きな心配をすることはない、と私は思います。

というのも、二〇一二年に福島県が公表した事故の4カ月後の周辺住民（浪江《なみえ》町、川俣《かわまた》町、飯舘《いいたて》村など12市町村）の最大被曝量《ひばくりょう》は23mSv《ミリシーベルト》、調査対象の57・8％の人々は年間被曝限度の1mSv未満、41・4％が10mSv未満、と幸いにも明らかな健康被害を考えにくいレベルにとどまったからです。

このレベルの一時的な被曝であれば、原発内で大量に被曝した人を除いて、放射線による直接的な発がん性はないか、たとえあってもかなり小さいと言っていいでしょう。

ただし、放射線は確実な発がんリスクです。

広島と長崎の原爆で被爆した人々を追跡調査した放射線影響研究所の報告によれば、爆心地から１㎞以内で被爆した人（約１０００mSv以上の放射線被曝が推定）の白血病以外のがん死リスクは、２・５㎞以上離れて被爆の影響を直接受けなかった人（５mSv未満と推定）の１・７倍、１〜１・５㎞の距離で被爆した人は同１・２倍とされています。

爆心地に近いところで放射線をより多く被曝した人々の発がんリスクは、相対的に高くなります。さらに、発がんリスクは被曝した直後より、５年後、10年後以降に高くなるという傾向も見て取れます。

福島第一原子力発電所事故や原爆による被曝（被爆）は非日常的ですが、人間は、ルーチンとしてたえず自然界から放射線を受けています。

また、医療用機器からも被曝しています。たとえば、ＰＥＴ《ペット》（陽電子《ようでんし》放出断層撮影）-ＣＴ検査を１回受ける放射線量は、20〜30mSvもあります。さらに、胃のＸ線、マンモグラフィーなどの検査も少ないながらも放射線を被曝するので、年に何回も検査を受けることには慎重であるべきです。

図表12　ＢＭＩと肥満度

ＢＭＩ＝体重(kg)÷(身長(m)×身長(m))

ＢＭＩ	判定	
～18.5未満	低体重	
18.5以上～25未満	普通体重	
25以上～30未満	肥満（１度）	
30以上～35未満	肥満（２度）	
35以上～40未満	肥満（３度）	高度肥満
40以上～	肥満（４度）	高度肥満

（日本肥満学会「肥満症診断基準2011」）

　放射線によるがんのリスクは一生つきまといます。したがって、検査のための被曝であっても、必要不可欠な範囲にとどめるべきでしょう。

体形とがん

　メタボリック・シンドロームという病名がメディアでさかんに取り上げられるようになってから、「肥満はあらゆる病気の元凶《げんきょう》。肥満は悪だ」という意識が日本中に広がっているようです。

　まず、肥満とはどのような状態かを知りましょう。それにはＢＭＩ（＝ボディ・マス・インデックス。肥満度を表わす

図表13　ＢＭＩとがん死亡リスク

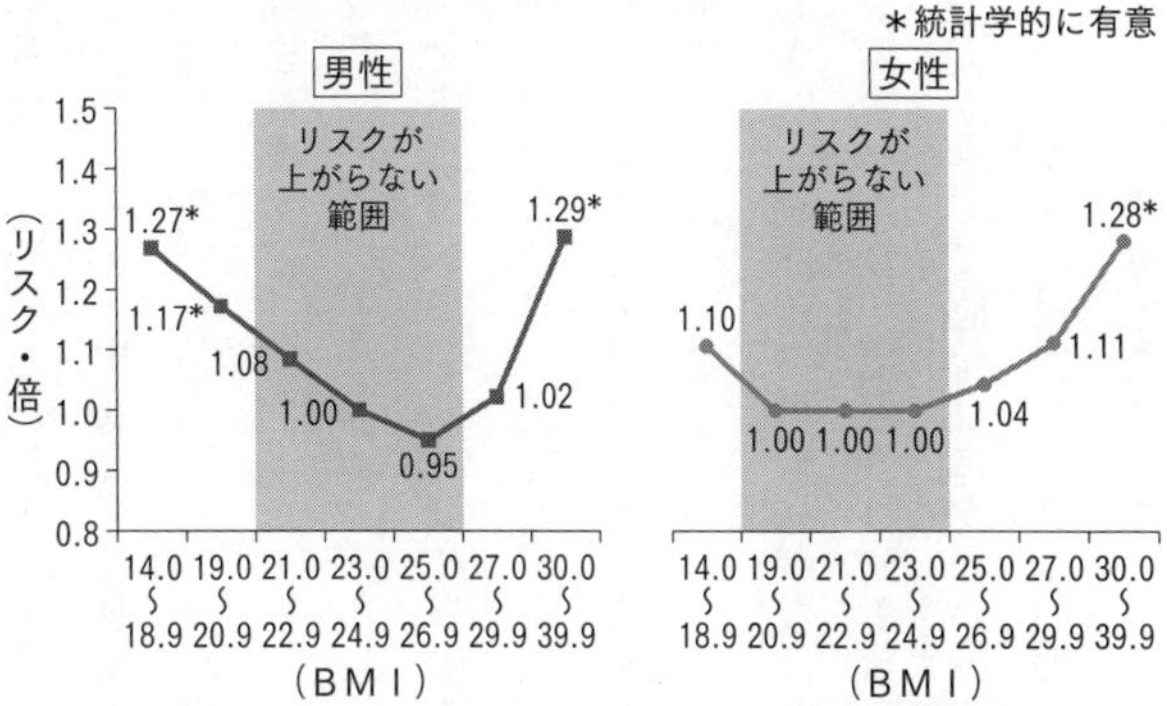

※日本の七つのコホート研究のプール解析より、多変量調整後の数値
※男性は1999年に16万人を、女性は2001年19万人を追跡調査

(Sasazuki S, et al. J Epidemiol 2011;21:417-30.)

体格指数、図表12）がひとつの目安になります。

肥満していると、糖尿病や高血圧などから心血管障害、脳血管障害を引き起こしたり、大腸がん、乳がんなど命にかかわる病気にかかったりすることがあるので、できるだけダイエットをしたほうがいいと言われています。では、やせればいいのかと言えば、それもまた違うと言わざるを得ません。

図表13は、日本人35万人についてのBMIとがん死亡リスクとの関連を調べたもので、がんを保有することによる体重への影響を除くために追跡開始後5年以

内の死亡者を除外したデータです。

これを見ると、男女ともにＢＭＩ30以上になるとリスクが高まるいっぽう、男性では、同23未満でも急激にリスクが高まることがわかります。女性でも19未満でリスクが高まります。

つまり、がんは太っていてもやせていてもリスクが高くなり、男性はＢＭＩ21〜27、女性は19〜25くらいの人のリスクが低いということになります。

現在の日本では、男性のがん死亡リスクがもっとも低いＢＭＩ25〜27は、身長を１７０cmとすると体重75kg前後ですから、太りすぎとして保健指導の対象になってしまいます。

しかし、高血圧や糖尿病がなければ、無理にやせる必要はありません。栄養バランスを無視したり、摂取カロリー量を極端に減らすダイエットなどで急速にやせると、免疫力が衰《おとろ》えて感染症にかかりやすくなったり、血管壁《けつかんへき》が弱くなってしまいます。そのため、がんの発生リスクや他の病気で死亡するリスクが高まるのです。要は「太りすぎない、やせすぎない」ことが、がんを防ぐために大切なのです。

なお、体形とがんとの関係については、次章で詳述します（130〜139ページ）。

糖尿病とがん

2型糖尿病（以下、糖尿病）が強く疑われる人約950万人、糖尿病の可能性が否定できない人約1100万人。糖尿病とその予備群を合わせると約2050万人――。

これは、厚生労働省「国民健康・栄養調査（二〇一二年）」のデータですが、前回の調査（二〇〇七年）では糖尿病・予備群が約2210万人。二〇〇二年は約1620万人、一九九七年は約1370万人ですから、二〇一二年には減少したとはいえ、糖尿病とその予備群が増加し、もはや「糖尿病は日本人の国民病」とまで言われるようになりました。

糖尿病は、膵臓のランゲルハンス島《とう》に存在するβ細胞から分泌されるインスリンというホルモンの分泌量が減少したり、働きが弱くなったりすることで、人間の生命活動のエネルギーとなる血液中の糖《とう》（血糖）を体の細胞が取り込めず、絶えず高血糖状態が続く病気です。

人間の活力の源《みなもと》である糖分が体内に取り込めなければ、倦怠《けんたい》感、脱力感、吐《は》き気《け》、眠気《ねむけ》などの自覚症状が当然現われますし、この状態をそのまま放置すると、三大合併症と言われる糖尿病性網膜症《もうまくしょう》（失明に至る可能性もあります）、糖尿病性腎症《じんしょう》（人工透析《とうせき》が必要になる可能性もあります）、糖尿病性神経障害（足の壊疽《えそ》から切断に至る可能性もあります）などが起こりやすくなります。

また、心臓の冠動脈《かんどうみゃく》や脳動脈など比較的太い血管で起こる動脈硬化は、心筋梗塞や脳梗塞のリスクを高めます。このように、糖尿病は万病の元とも言えます。

糖尿病とがんの関連性も以前から指摘され、世界各国の研究機関から多くの研究が報告されています。われわれの多目的コホート研究でも、糖尿病とがん発生の関連を検討しました。

この研究は約10万人を調査対象にしたもので、そのなかの男性の７％、女性３％が、調査開始時点で糖尿病と診断されていました。その集団を11年間追跡すると、糖尿病の既往症《きおうしょう》がある人は、糖尿病のない人に比べてがんにかかる確率が男性で１・

図表14 糖尿病とがん発生リスク

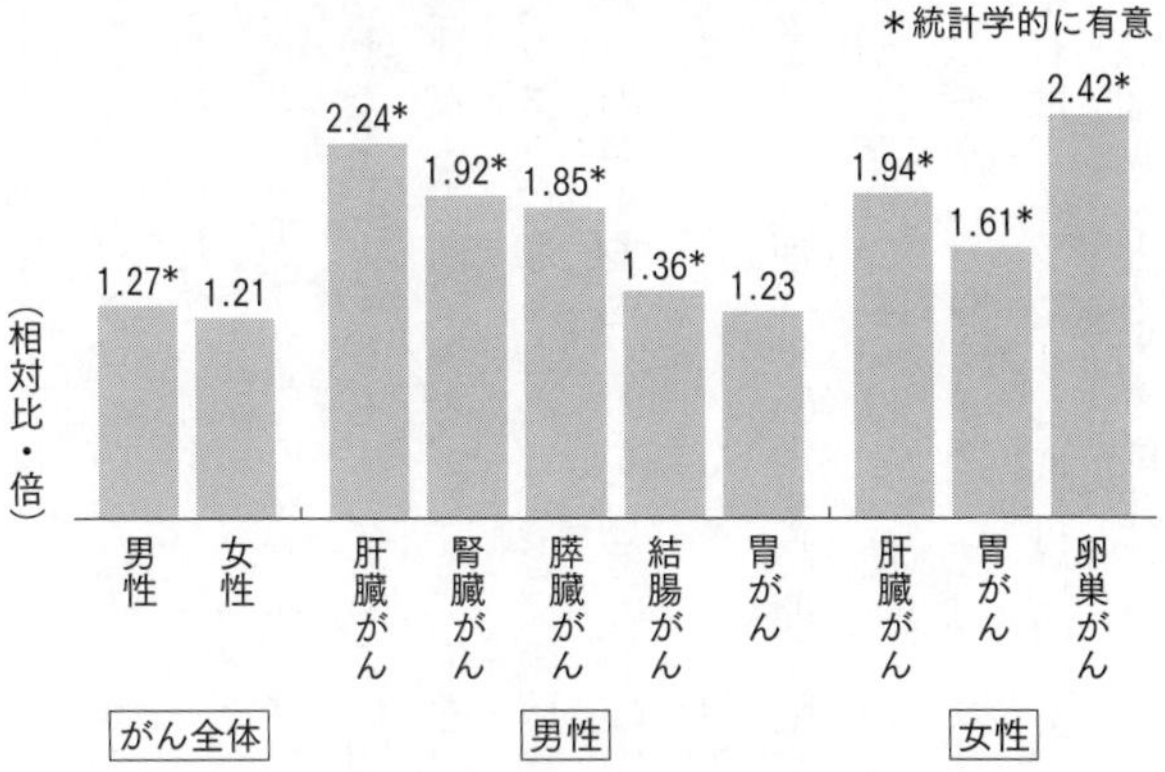

(Inoue M, et al. Arch Intern Med 2006;166:1871-7.)

27倍、女性で1・21倍と、全体では20～30%がんのリスクが高まることが明らかになりました。

さらに、がんの発生部位別に見ると、男性は肝臓がんが一番高く2・24倍、腎臓がん1・92倍、女性は卵巣がん2・42倍、肝臓がん1・94倍といった結果が示されました（図表14）。

世界各国の糖尿病とがんとの関連を調べた研究を併《あわ》せて解析して、リスクの大きさを推計（メタ・アナリシス）すると、糖尿病患者のがん発生率は、肝臓がん2・5倍、膵臓がん1・8倍、子宮体がん2・1倍、大腸がん1・3倍になります。

つまり、糖尿病の人は、いくつかの部位のがんの発生リスクが高まることは確かということになります。いっぽう、前立腺がんについては、0・84倍と、リスクが下がることが示されています。

ただし、「糖尿病の人はがんになりやすい（あるいは、なりにくい）」という関連が示されたとしても、必ずしもそこに因果関係が認められるわけではありません。

なぜなら、糖尿病もがんも、年齢、性別に加え、喫煙、肥満、低身体《てい》活動などが確実なリスクになるため、たとえ糖尿病患者にがんが多く発生しても、糖尿病そのものががんの発生要因なのか、その他の生活習慣などに起因しているのか、判断できないのです。

そこで、性別、年齢別や喫煙や肥満の有無別に注意深く解析する必要が出てくるのですが、それでもやはり、糖尿病の人は、いくつかの部位のがんになりやすいということは確かになりました。では、なぜ糖尿病ががんのリスクを高めるのでしょう。

それは、インスリン抵抗性による高インスリン血症や女性ホルモンの作用の高まり、高血糖にともなう酸化ストレスなど、さまざまな要因が関与していることなどが指摘されています。

がんと糖尿病のリスクを高める共通の要因が存在すると前述しました。喫煙、肥満、運動不足など糖尿病の原因となる要因を解消することは、糖尿病はもちろん、がんのリスクも低下させるということを理解することが必要でしょう。

ストレスとがん

「仕事がハードで疲れきっている」「家庭問題や職場の人間関係で悩んでいる」「長年連れ添った伴侶《はんりょ》を亡くした」このような心身のストレスに過剰にさらされるとがんにかかりやすい、と一時期メディアでさかんに騒がれました。

そして、「がんを防ぐストレス克服法《こくふく》」などの特集が組まれ、体の免疫機能に関連する「免疫療法」や「ワクチン療法」などの紹介記事を頻繁に見かけました。

これらの記事は、ストレスが過剰にかかると、人間の免疫を司《つかさど》るマクロファージ、リンパ球、NK細胞などの働きが低下する（免疫力が落ちる）、このためがんの発生リスクを上げる——という主旨で書かれたものがほとんどです。

しかし、これらの根拠となるストレスとがん発生の関係について調べた研究は、マウスなどを用いた研究室レベルのデータであり、人間を対象とした研究からのエビデンスはほとんどありません。

つまり、過剰なストレスとがん発生の関係は、「たぶんあるのではないか、免疫力を高めればがんを抑制できるのではないか」という仮説の域《いき》を出ておらず、「まだ、はっきりしたことはわからない」のが現状です。

人間を対象としたストレスと発がん関係を調べる研究は、個人の感じるストレスを客観的にデータにするのが難しく、残念ながら遅々《ちち》として進んでいません。したがって、「ストレスを受けた結果、がんが発生した」と証明することは、今後も困難かもしれません。

現在、一部の健康雑誌などに「生きがいを持って楽しい生活を送ったら、がん細胞が劇的に減りました」などの体験談が掲載されることがありますが、それはその患者さんに特異的に起こったことかもしれませんし、他の治療法が奏効《そうこう》したのかもしれません。

ストレスをなるべく減らすことは、健康的な日々を送るために大切ですが、ストレスを溜《た》め込むとがんになりやすく、逆にストレスを解消すればがんにかかりにくくなる、は現時点において仮説にすぎません。ただし、科学的根拠は十分ではありませんが、私はストレスとがんの因果関係はあってもおかしくない、と思っています。

第3章

科学的根拠にもとづく　がん予防法

日本人ならではの予防法

一九九六年にハーバード大学のがん予防センターがまとめたデータによると、アメリカ人のがんの原因の第1位と第2位は、喫煙と食事（肥満を含む）でともに30％。以下、ウイルス・細菌（5％）、運動不足（5％）、飲酒（3％）と続き、これらの項目だけで全体の73％を示します。

フランスでも同様の報告があり、第1位はやはり喫煙で24％ですが、以下、飲酒（6・9％）、感染（3・7％）と続きます。フランスの食文化を反映してか、アメリカと比べて飲酒の割合が高く、肥満など食事に関係する割合が低くなります。

いっぽう、日本の場合、アメリカ・フランスと同様に第1位は喫煙ですが、感染が第2位となり、特に女性は最大の原因を占めています。そして、フランスと同様に飲酒の割合が高く、肥満などの食事に関係する割合が低くなっています（図表15）。

アメリカにおいては、たばこの値上げや公共の場の禁煙などの効果もあり、喫煙率は低下傾向を示しており（男女ともに20％以下）、今後一段《いちだん》と喫煙によりもたらされるがんの割合は減少していくと思われます。

図表15　日本人のがんの原因

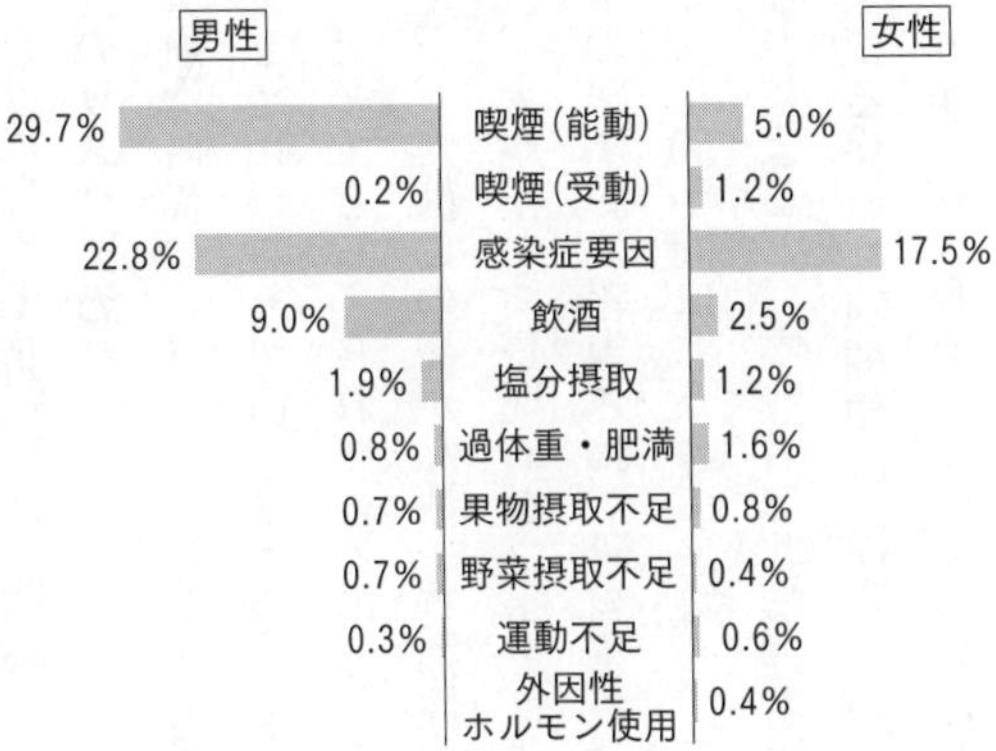

（Inoue M, et al. Ann Oncol 2012;23:1362-9.）

ただ、日本では喫煙率の高い、いわゆる団塊の世代（一九四七～一九四九年生まれ）が、がんの好発《こうはつ》年齢（その病気にかかりやすい年齢）に達していることなどから、今後しばらくは喫煙による発がんリスクは、高止《たかど》まりの状態が続くのではないかと推察されます。

世界各国の発がんリスクが違うため、予防法も異なりますが、日本人が科学的根拠にもとづき、まず考えなければならない発がん因子は、喫煙、飲酒、食事、身体活動、体形、感染の6項目です。

それでは、各項目について具体的に説明していきます。

がん予防の6原則① 喫煙

最大のリスク要因

大航海時代に、コロンブスが新大陸からスペインに持ち帰ったたばこ。当時は頭痛薬として用いられていたようですが、現在は「最大の発がん物質」「寿命を縮《ちぢ》める毒物」としてとらえられているのは、これまで述べてきたとおりです。

ただ、たばこの発がん性や有毒性を究明する、信頼性の高い科学的根拠を得るためには、大規模かつ長期的なコホート研究が必要でした。ここでは、二〇〇四年にイギリスの医学誌に報告された研究を紹介します。これは、イギリスの男性医師3万4000人を50年間にわたって追跡し、「たばこと寿命の関係」を調べた壮大な調査です。

それによると、喫煙者は非喫煙者より寿命が10年短く、たばこによって死亡リスクが上がる病気は24種類にのぼり、特に1日25本以上のヘビースモーカーの口腔・咽頭・喉頭・肺・食道がんによる死亡リスクは、非喫煙者の15倍。膀胱・膵臓がんは3倍以上、胃がん、骨髄性《こつずいせい》白血病、直腸がんのリスクも上昇する、と報告しています。

また、18歳でたばこを始めた人が30歳で禁煙すると10年、40歳で9年、50歳で6

年、60歳でも3年寿命が延びるとしています。

この論文の筆頭著者のドール博士（オックスフォード大学）自身、たばこの害を確信する37歳まで19年間たばこを吸っていましたが、その後は禁煙、論文発表時は91歳に達していたのですから、なかなか説得力のある研究ではないでしょうか。

この研究は、たばこがリスクを高めるがん以外の病気として、慢性閉塞性《へいそくせい》肺疾患などの呼吸器疾患、心筋梗塞・脳卒中などの循環器疾患、消化性潰瘍《かいよう》、肝硬変などを挙げ、さらに自殺との関連性にも言及しています。

いっぽう、40〜69歳の男女9万人を対象に8年間追跡した私たちのコホート研究では、喫煙者は非喫煙者に比べて肺がんリスクは4〜5倍、なんらかのがんにかかるリスクは1・5〜1・6倍に高まることが示されました。

では、たばこをやめると寿命が延びるように、発がんリスクも低下するのでしょうか。なかには「20〜30年間もたばこを吸ってきた。今さら禁煙しても無駄だろう」と考える人がいるかもしれません。

禁煙した人を年数ごとに分けて肺がんの発生率を比較したところ、たばこをやめてから9年以内の人のリスクは3倍、10〜19年で1・8倍、20年以上は非喫煙者とほぼ同等、という結果が出ています。時間はかかりますが、禁煙すれば肺がんリスクは徐々に低下するのです。

このように、寿命や発がん性と深く関連する喫煙ですが、たばこをやめれば逆にがんの発生リスクを低下させることも可能です。第1章で述べたように、がんの発生には高齢化が大きくかかわっています。がんと無縁の老後を過ごすためには、喫煙者はなるべく早くたばこをやめるべきでしょう。

日本における男女差

世界的に喫煙者が減少するなか、未だに喫煙大国と言われる日本ですが、男性の喫煙率は低下傾向を示しています。

二〇一四年七月に発表された「全国たばこ喫煙者率調査（JT）」によると、男性の喫煙率は30・3％（前年比マイナス1・9％）、女性は9・8％（同マイナス0・7％）。男性の喫煙率のピークは一九六六（昭和四十一）年の83・7％でしたから、この

48年間で53・4％も減少しました。その結果を反映して、喫煙と密接な関係にある肺がん死亡率が、約20年のタイムラグを経て、一九九〇年代半ばより減少に転じました。

女性のピークも同年の18・0％ですから、8・2％減少しましたが、男性ほどの減少率には至っていません。その動向を反映して、女性の肺がん死亡率は減少傾向が見られません（29ページの図表3参照）。

国際的に見ると、日本人女性の喫煙率は比較的低いものの、20～30代の若い世代の喫煙率がほぼ横ばいで推移していることが、子宮頸がんや乳がんの発生リスクを高めるのではないかと問題視されています。

IARC（国際がん研究機関）による「喫煙とたばこ煙」に対する発がん性評価は、子宮頸がんの主原因はヒトパピローマウイルスとするものの、喫煙は確実に原因になると判定しています。また、乳がんに対しては喫煙の影響によりリスクが高まるという報告がありますが、確実とまでは判定していません。

しかし、次項で説明する受動喫煙により、閉経前の女性の乳がんリスクが高くなるとの報告も出ています。やはり、喫煙率の低い日本の女性といえども、たばこの煙には十分な注意が必要なのです。

受動喫煙の恐怖

「喫煙は、あなたにとって脳卒中の危険性を高めます」「喫煙は、あなたにとって肺がんの原因の一つになります」日本で売られているたばこのパッケージには、このような数種類の警告文が印刷されています。

しかし、喫煙はあなたの健康を損なうばかりではなく、受動喫煙により周囲の人々や子ども、パートナーの健康に影響を与えたり、発がん性を促したりしていることこそ、問題なのです。

喫煙者が集まる喫茶店や居酒屋はもちろん、家庭内やオフィスに喫煙者がいれば、自分の意思にかかわらず、発がんリスクのもっとも高いたばこの煙にさらされるのですから、たばこを吸わない人にとって迷惑千万《めいわくせんばん》な話です。

「受動喫煙ごときで、がんになるの?」と軽く考えているのは、喫煙者だけでなく非喫煙者でさえも少なくありません。それでは、以下のデータを紹介しましょう。

20～64歳の一般人の死因と雇用の関係を調べたイギリスの研究は、「全死因の20％は家庭や職場の受動喫煙が原因で、特にその半分はサービス業従業者に見られた」としています。パブ、レストラン、クラブなどで働く人々は、客のたばこの煙を吸わざるを得ず、これが原因で亡くなることが多いということです。現在、イギリスでは屋内での喫煙は法律で禁止されており、パブなどの外に灰皿が置かれています。

喫煙大国の日本でも、これは他人事《ひとごと》ではありません。喫煙者が多い居酒屋、喫茶店などで働く人は注意が必要です。

では、明らかに受動喫煙を受ける人と、受けない人では発がんリスクはどの程度違うのでしょうか。図表16は、われわれのコホート研究において、喫煙していない女性約３万人を13年間追跡調査したものです。

その結果、夫が非喫煙者の発がんリスクを１とした場合、夫が過去に喫煙していると、肺腺《はいせん》がんのリスクは１・50倍、夫が喫煙者で１日20本未満は１・73倍、同20本以上は２・20倍とリスクが高まります。すべてのタイプの肺がんのリスクは、夫が非喫煙者と比較して喫煙者の場合は1・3倍でした。

夫の喫煙による受動喫煙で、配偶者の肺がんリスクが1・3倍になるというのは、世界の同様な55研究を併せて解析した場合に示された数字と同程度です。そして、調査対象期間中に肺がんにかかった女性の32％は、夫からの受動喫煙が原因というきわめてショッキングな結論になりました。

ちなみに、肺腺がんとは、非喫煙者に多く、たばこの煙の小さな粒子《りゅうし》が肺の奥（末《まっ》梢《しょう》）まで入り込むと発生します。これに対し、喫煙者に多い肺がんは、気管《きかん》にタールなどさまざまな発がん物質が溜《た》まることで発生する肺扁平上皮がんが多くなります。

なお、肺腺がんはたばこの煙をはじめ、自動車の排気ガス、大気汚染、粉塵《ふんじん》など、中国で話題のPM2・5（微小粒子状物質）が原因で発生することもありますが、喫煙者の夫を持つ非喫煙者の女性がこのタイプの肺がんにかかった場合は、37％が受動喫煙が原因と推定されます。

図表16 受動喫煙と肺腺がん罹患リスク

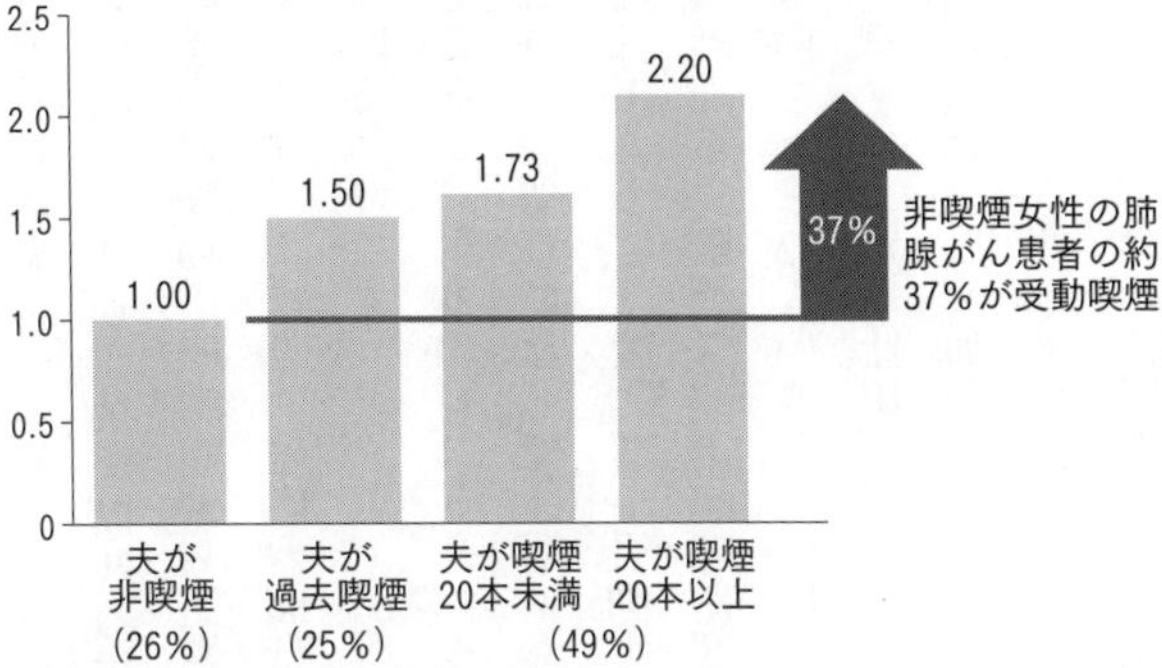

※約３万人の非喫煙女性を13年間追跡
※調整因子：年齢、地域、肺がん家族歴、飲酒、閉経状態

(Kurahashi N, et al. Int J Cancer 2008;122:653-7.)

分煙は逆効果!?

何度も言うようですが、たばこは喫煙者だけではなく、たばこを吸わない人にまで危害を与えています。アメリカの多くの州や欧州各国、アジアの多くの国では、飲食店を含めた公共施設の屋内空間を全面禁煙とする「禁煙法」が定められています。

日本もＷＨＯの「たばこの規制に関する世界保健機関枠組条約」を批准《ひじゅん》しており、公的機関はもちろん、民間の飲食店でも分煙が進められるようになりました。

しかし、この分煙は不完全であるばかりではなく、相変わらず非喫煙者に危害を与えていると指摘しなければなりません。

ＷＨＯの条約は「たばこの煙にさらされることからの保護」を求め、そのガイドラインには「１００％禁煙以外の措置（換気《かんき》、禁煙区域の使用）は不完全であり、すべての屋内の職場、屋内の公共広場、公共交通機関は禁煙とするべきである」と記載されています。つまり、屋内全面禁煙こそ有効であり、室内分煙などは効果が薄いと言っているわけです。

ところが、日本のレストランや喫茶店では、禁煙スペースと喫煙スペースを単に分けたり、仕切り扉などで区切ったりする施設が多いですが、この効果はほとんど期待できませんし、かえって、受動喫煙を増長させてしまう可能性があります。

なぜなら、喫煙スペースのたばこの煙のＰＭ２・５濃度は非常に高くなります。その危険きわまりない煙が、仕切り扉が開閉するたびに禁煙席に流れ込む可能性が高くなります。また、仕切り扉がなく、単にスペースだけで区切っている場合、空調設備の風の流れや人の動きで、煙が禁煙スペースまでただようこともあります。

つまり、受動喫煙を防ぐためには、屋内全面禁煙を徹底することが急務なのですが、日本は世界の禁煙先進国に比べ、法制化も進んでいません。受動喫煙で健康被害が起こる、がんの発生リスクが高くなるといったことなどが明らかになった現在、せめて屋内全面禁煙法などを整備する必要があるのではないでしょうか。

ちなみに、日本には世界でも珍しい路上禁煙条例がある自治体があります。これは主にポイ捨て防止などの環境美化の観点から制定されたものですが、健康被害防止の観点からは、むしろ路上喫煙を推奨して、屋内での喫煙を禁止すべきなのです。

禁煙なくして予防なし

ここまで、たばこは最大の発がん物質である、と繰り返し述べてきました。つまり、「喫煙習慣をやめることなく、がんを予防しようと思っても無理です」と言わざるを得ません。

たとえば、がんを予防するために、食事や飲酒に気をつけたり、サプリメントを意識的に摂ったりする人もいるでしょう。あるいは、ウォーキングなどの適度な運動を毎日行ない、適正体重を維持するように心がける人もいるでしょう。このような人たちは、何もしていない人に比べてがんにかかる統計上のリスクは確かに低くなりますが、それには、「喫煙習慣がない」という前提が必要です。

なかには、「たばこは吸うけど、低ニコチン、低タールの銘柄を選んでいるからだいじょうぶ」と思っている人がいるかもしれません。しかし、低タールのたばこでも、リスクはゼロになりません。たとえば、たばこを毎日10本吸う人の発がんリスクは20本吸う人より低いという程度です。

このような誤解を招くことのないように、たばこの銘柄に「マイルド」「ライト」といった表現を禁止する法律が欧州やアメリカでは整備されていますが、日本ではなかなか難しいようです。

いずれにしても、低タール、低ニコチンのたばこであっても、たばこはたばこ。健康やがん予防に関するプラス要因は何もありません。がんを予防したいなら、きっぱり禁煙することです。

がん予防の6原則②　飲酒

飲酒の功罪《こうざい》

「酒は百薬《ひゃくやく》の長《ちょう》」と昔から言われてきました。「お酒を適度に飲んでいれば、健康で長生きできる」という意味ですが、これはお酒の功罪の一面をとらえただけで、適量ならお酒を飲んだほうがいい、とは一概《いちがい》に言えません。

なぜなら、適量の飲酒は心筋梗塞や脳梗塞のリスクを下げる半面、脳出血のリスクを高めます。がんについても、非ホジキンリンパ腫《しゅ》（リンパ球ががん化して無制限に増殖し、リンパ組織やリンパ節に腫瘍を作るがん）については予防効果が期待されるものの、口腔、咽頭、喉頭、食道、肝臓、乳房など多くのがんのリスクを高めています。

図表17は、40～59歳の男女7万3000人を9～12年間追跡して飲酒量とがん罹患リスクとの関連を調べたものです。その間、3500人ががんに罹患したのですが、男性については次のような結果が得られました（女性は飲酒者が少なく、はっきりした傾向は認められず）。

飲酒量が1日あたり日本酒換算で2合未満の人は、ときどき飲む人に比べて発がん率は1・17倍、しかし2合以上3合未満飲む人がなんらかのがんにかかるリスクは1・43倍、同3合以上飲む人は1・61倍に高まったのです。

さらに、この結果を喫煙者と非喫煙者に分けて比較すると、非喫煙者は飲酒量が増えてもがんの発生率は高くなりませんが、喫煙者の飲酒量が増えるとがんの発生率が高くなりました。具体的には、ときどき飲酒する人に対して、1日2合以上飲む人は1・93倍、3合以上は2・32倍もリスクが高まります。

つまり、昔のハードボイルド映画のように、紫煙をくゆらせながらバーなどでお酒を飲むのは、がん予防には最悪なのです。また、たばこを吸わない人も、たばこの煙が充満している居酒屋などでの宴会はなるべく避けたほうが無難でしょう。

したがって、健康的に長生きしたり、がんにかかったりしないためには、日本酒換算で1日あたり1合（1週間に7合）程度の飲酒にとどめるべきです。日本酒1合は、焼酎《しょうちゅう》（25度）0・6合、泡盛《あわもり》（30度）0・5合、ビール大瓶《びん》1本、ワイングラス2杯、ウイスキーまたはブランデーのダブル1杯に相当します。

図表17 飲酒とがん発生率

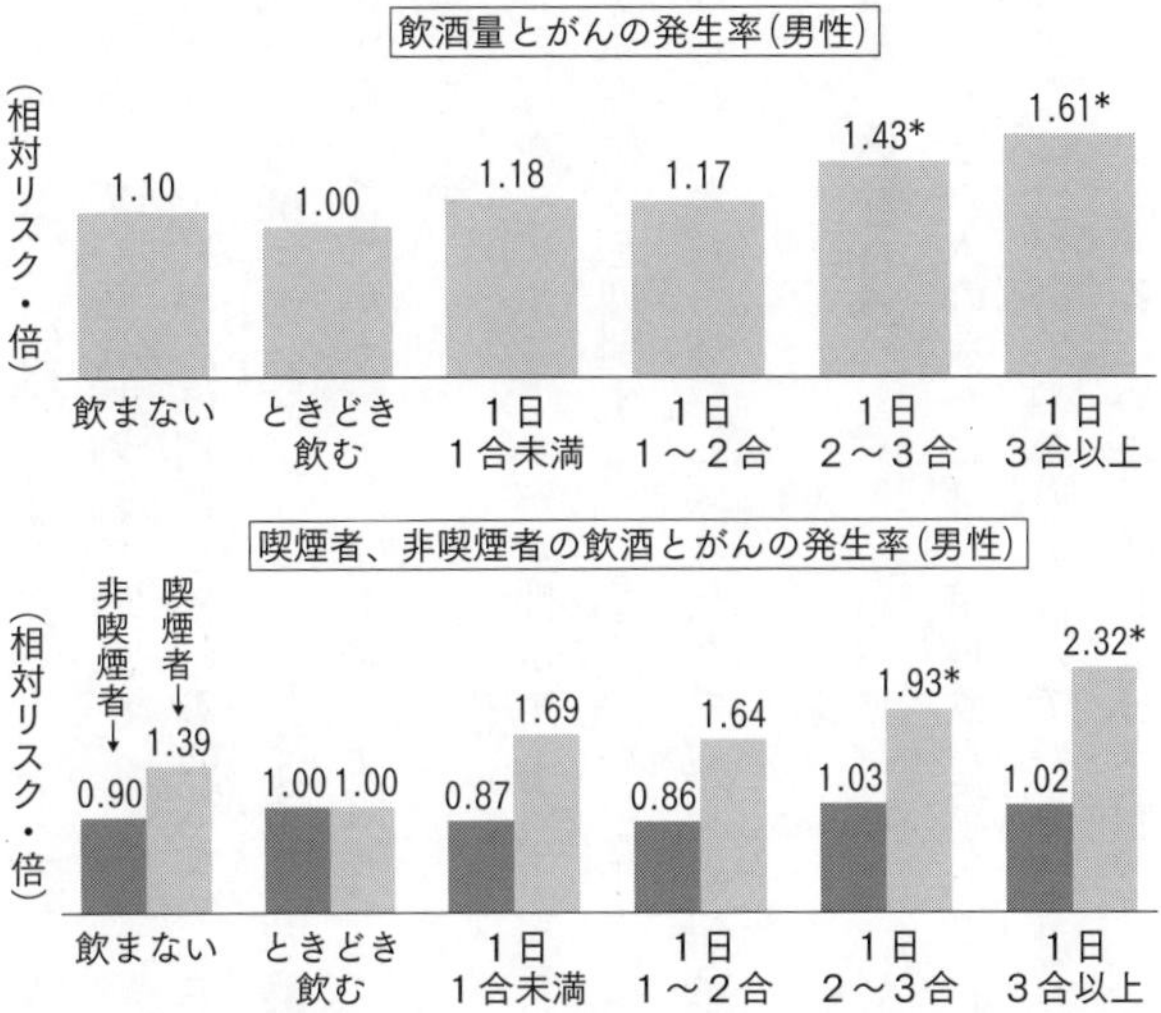

＊統計学的に有意

（Inoue M, et al. Br J Cancer 2005;92:182-7.）

なぜ、リスクを高めるのか？

では、なぜお酒を過剰に飲むと、がんにかかりやすくなるのでしょうか。

諸説あるのですが、まず問題になるのはアセトアルデヒドという物質の関与です。

この物質は、アルコールが体内で代謝される過程で生成《せいせい》されますが、この物質を分解する能力がない人、または弱い人はお酒を飲むと赤ら顔になり、悪酔いをしやすいことでも知られています。そして、このアセトアルデヒドには発がん性が確認されており、口腔がんや食道がんの発生に関与していると言われています。

大腸がんや乳がんに関連しているのは葉酸《ようさん》と考えられています。アルコールを大量に摂ると葉酸が消耗《しょうもう》しやすくなりますが、葉酸はＤＮＡの合成に欠かせない栄養素ですから、これが不足すれば不完全な複製が行なわれ、がんが発生しやすくなるのも理解できます。

そのほか、アルコールが女性ホルモンに影響して乳がんリスクを高める、アルコールが免疫機能を抑制する、アルコールが発がん物質の溶剤《ようざい》として働き、体の細胞内に運び込む、という機序《きじょ》（メカニズム）なども想定されています。

酒量か、休肝日《きゅうかんび》か？

お酒好きの人のなかには、毎日飲む量を減らしたほうがいいのか、それとも休肝日を設けたほうがいいのか、と悩んでいる人も少なくありません。

がんを予防するために、飲酒は日本酒換算で１週間に７合までと前述しましたが、では、1日1合ずつ毎日飲んだほうがいいのか、それとも1日にかなり飲み、その後はまったく飲まない、というパターンがいいのか？

飲酒習慣のない人にとっては取るに足らない疑問でしょうが、私たちはコホート研究のなかで検証しています。

この調査は1週間にお酒を1～4日飲んで6～3日休肝日を設けるグループと、5日～毎日飲んで休肝日を設けないグループに分けて実施しました。そして、飲酒量による総死亡率をパターンごとに比較すると、週に7合までなら休肝日を設けても差がありませんでした。

しかし、週に14～20合飲むグループでは、週に1～2日飲んで休肝日を設ける人に対し、休肝日のない人の死亡率は1・5倍高くなり、さらに、21合以上飲むグループでは1・8倍にも達しています。

つまり、大量飲酒・過剰飲酒をする人は、週あたりの飲酒総量が同じでも、休肝日を設けたほうがいいということです。ただし、21合以上飲む人のなかでも極端に大量に飲む人を追跡すると、飲酒パターンによる死亡率の差は認められませんでした。休肝日を設けようが、毎日飲もうが、大量飲酒は健康に悪いということです。

これまでの研究から、飲酒の健康影響は、週あたりの飲酒総量が関係しているようです。毎日飲むなら1合程度まで、それ以上飲む日があるなら、休肝日を設けて週あたり7合程度になるようにしたほうがいいでしょう。

がん予防の6原則③ 食事

「がんを防ぐ食品」は本当か？

「○○はアンチエイジングに効果あり」「健康のために○○を毎日摂ろう」このようなキャッチコピーが雑誌やテレビなどに躍《おど》っています。そして、多くの健康産業にかかわる業者が参入と撤退を繰り返しています。

そこには、日本人の健康と食べものに対する関心がひときわ高い、という背景があるわけですが、それらの宣伝に用いられているデータなどには、動物実験の結果だったり、ヒトの研究でもひとつの研究報告だったりして、科学的根拠が乏しいものも少なくありません。

食べものと健康・病気との関係や病気予防効果は、研究者・企業・メディア側には正確で偏りのない情報を伝える努力が求められますし、受け手である消費者側も、そのデータがどのような科学的根拠にもとづいているか、どのような意図《いと》で出されているかを吟味《ぎんみ》し、信頼性を見きわめる努力が必要です。

がんを防ぐ食品・サプリメントなども、数多く紹介されていますが、科学的根拠に則《のっと》ったものは少ないと言わざるを得ません。それらを食べたり、購入したりする前に、消費者自身がしっかりと確かめるべきです。

いっぽう、ある食品添加物に発がん性がある、と報告されることも少なくありません。ただ、現時点で明らかに発がん性がある食品添加物は流通していないはずです。なぜなら、食品添加物は動物実験などである程度スクリーニング（ふるい分け）されるので、すこしでも危険なものは市場に出回ることがないからです。

また、現在の日本では無農薬野菜、有機農法などが話題になっています。危ない農薬を使って育てた野菜はなるべく食べたくないということでしょうが、「農薬を使った野菜を食べ続けるとがんのリスクが高まる」というデータは基本的にありません。

日本の食料は食品安全衛生法により厳しく規制されているので、国産品はもちろん輸入食品についても、あまり気にすることはありません（もちろん、規制を逃《のが》れて流通しているものがまったくないとも保証はできませんが）。

なぜ、日本、韓国に胃がんが多いか？

日本、韓国の共通点は胃がんが多いこと。現在、日本人の胃がんの罹患率は徐々に低下する傾向にありますが、それでも年間13万人、世界では年間約１００万人もの人が、この病気にかかっていると推定されます。

韓国でも胃がんが多発しているのに対し、タイやインドなど辛《から》い食品を頻繁に食べる国の胃がんの発生率は高くありません。韓国にはキムチなどの塩蔵食品が多く、胃がんの原因のひとつになっています。辛い料理も一時、「食べすぎると胃粘膜《ねんまく》を荒らし、がんの原因になる」などと言われたこともありますが、胃がん予防には塩気（ソルティー）より辛味（ホット）に軍配が上がるのです。

日本人の塩分摂取量と胃がんとの関係を見てみましょう。図表18は、私たちが行な

図表18 塩分・塩蔵食品と胃がん・脳卒中発生リスク

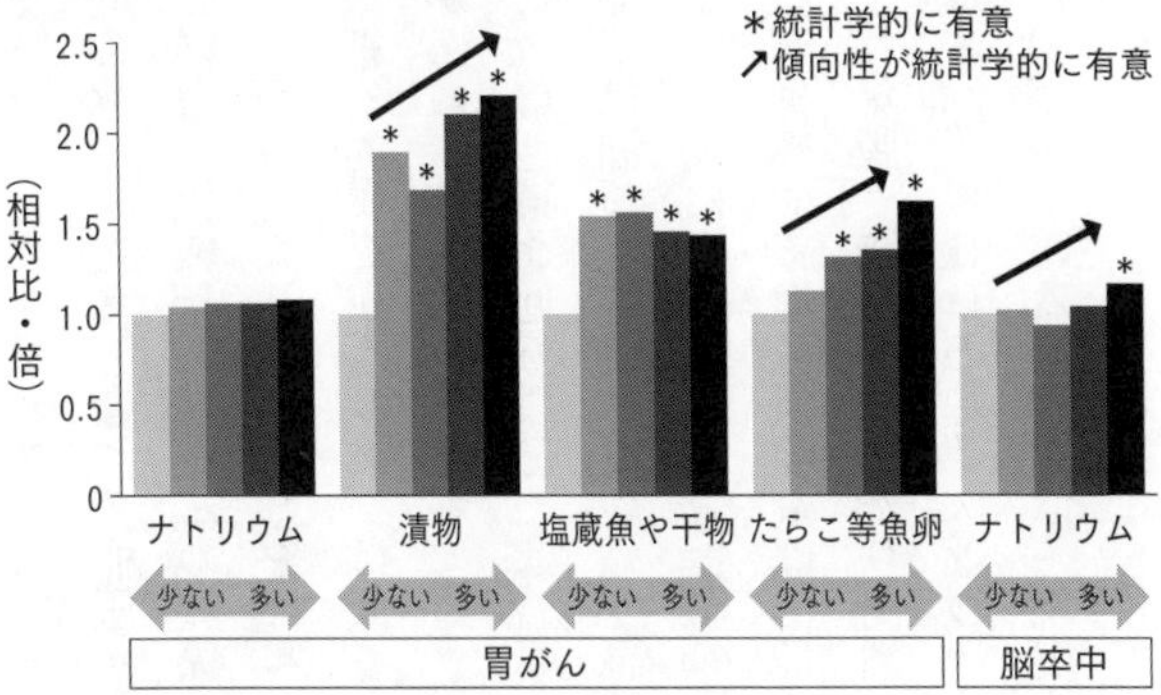

※摂取量最小群を１とした場合の相対危険度

(Takachi R, et al. Am J Clin Nutr 2010;91:456-64.)

ったコホート研究で、男女約8万人を6〜9年間追跡し、胃がんと脳卒中の関係を見たものです。それによると、漬物《つけもの》、干物《ひもの》などの塩蔵食品を多く摂ると胃がんのリスクが高くなり、脳卒中は塩蔵食品というよりはナトリウムの摂取量が問題になることが浮き彫りになりました。

胃がんは、塩蔵食品によって胃粘膜を守っている粘液《ねんえき》に影響を与え、胃がんの元凶とされるヘリコバクター・ピロリ菌の感染を起こしやすくしたり、胃酸により傷害を受けて胃粘膜が炎症を起こしたりするため、発生しやすくなると考えられます。

脳卒中は、血液中のナトリウム濃度が高

くなるとともに、それを水分で薄めようとして体内の水分が多くなり、その結果、細胞内の水分量が多くなって血圧が上がり、やがて発作を起こすと考えられます。

この塩分摂取量と胃がんの関係は、国内の地域差でも確かめられます。秋田県や山形県、新潟県など東北地方や日本海側の地域に発がん率が高く、沖縄県や南九州地域では相対的に発がんリスクは低くなり、沖縄県は秋田県の3分の1程度の確率でしか胃がんになる人はいません（33ページの図表4参照）。

これは、東北地方などでは塩蔵食品の文化が根づいているのに対し、沖縄、南九州地域では油などを使って炒《いた》めて調理する傾向が強いためと考えられます。

このように、塩蔵食品、食塩の摂取量と胃がんの発生は密接に関連しています。WHOが推奨する塩分摂取量は1日5g以内。厚生労働省は「日本人の食事摂取基準2010年版」で、1日あたり男性は9g未満、女性7・5g未満を推奨しています。

なるべくWHOの基準に近づけるほうがいいのはもちろんですが、日本食中心の食事が根づいている日本では、現実的には難しいと言わざるを得ないでしょう。

日本食の唯一の欠点

心筋梗塞を予防するだけでなく、肝臓がんや結腸がんのリスクを低下させる可能性があるとされるEPA（エイコサペンタエン酸）やDHA（ドコサヘキサエン酸）の多い魚介類や、野菜を中心とする栄養バランスの良い日本食は、塩分を除けば、世界的に見てもすばらしい食事です。

豆腐《とうふ》、納豆《なっとう》、味噌《みそ》、醤油《しょうゆ》などイソフラボン（124～127ページで詳述）の含有量《がんゆうりょう》の多い大豆製品、食物繊維の多い季節の野菜や根菜《こんさい》類の煮物《にもの》など、日本食を適量食べていれば、多くのがんの予防にもつながります。

ただ、前項で述べたように、漬物類や塩蔵食品はなるべく避けるようにしてください。たとえば、梅干《うめぼし》、たらこ、いくら、塩鮭《しおざけ》、塩辛《しおから》、練《ね》りウニなどは、塩分濃度で10%を超えるものも少なくありません。最近は減塩傾向が進んでいるとはいえ、これらの食品を食べすぎれば、胃がんのリスクは高くなります。

また、今や日本食と言っていいカレーライスには、カレーの本場のインド人も驚くほど塩分が含まれていますし、ラーメンなども汁を飲み干《ほ》せば同様です。また、これらの食品はカロリー量が多いので、毎日食べれば肥満による発がんリスクも高まります。

食事は健康な体を作る大本《おおもと》です。日本食でも油断せず、減塩と栄養バランスの良い食事を心がけましょう。

こげを食べても、発がん性ない!?

肉や魚の焼けこげに含まれるヘテロサイクリックアミン類（＝HCA。アミノ酸とクレアチンが高温で加熱された際に生じる物質）や、炭水化物をこがした時に発生する多環芳香族炭化《たかんほうこうぞくたんか》水素には、発がん性があると言われています。

確かに動物実験では、焼けこげを与えたラットの肝臓、乳腺《にゅうせん》、大腸、前立腺、肺にがんが発生したことから（二〇〇三年・食品安全モニター）、内閣府の食品安全委員会も、「ヒトが日常的に食べている量は0・4〜16μg《マイクログラム》／日と微量とはいえ、ヒト発がん要因である可能性が高いと判断されている」としていました。

しかし、この動物実験を人間にあてはめると、毎日茶碗1杯もの大量の焼けこげを食べ続けるようなものです。これほど大量の焼けこげを毎日食べる人はいないでしょうし、魚や肉の焼けこげと人間の発がん性に関する疫学研究も、まだ十分とは言えません。

つまり、焼けこげと人間の発がん性に関する科学的根拠ははっきりしていないのが現状です。

ハンバーガー、焼肉、焼魚などの真っ黒に焼けこげたものを好んで食べることはやめたほうがいいですが、秋のサンマがおいしい季節に、香《こう》ばしく焼き上がったサンマの焼けこげを削《そ》いで食べたり、焼肉のこげた部分を捨てたりする必要はありません。多少の焼けこげを気にするより、おいしく食べたほうがいいでしょう。

このため、二〇一一年にがん研究振興財団が30年ぶりに改訂した「がんを防ぐための新12か条」では、旧12か条（一九七八年制定）のなかにあった「焦《こ》げた部分は避ける」という記述が、1項目としては取り上げられませんでした。

繰り返しますが、日常食べる量の焼けこげでは発がんリスクを特に心配する必要がないということであり、発がん性が白《しろ》だということではありません。

肉類は食べすぎなければ、問題ない!?

「日本人に大腸がんが増えたのは、食生活の欧米化が原因」と言われています。このため、「肉類や脂肪は控えめに」と指導する医師や栄養士も多くなっているようです。

確かに、欧米人を対象に多くのコホート研究では、赤肉《あかにく》（牛肉、豚肉、羊肉）を多く摂ると大腸がんが増加するとされていますし、欧米へ移民し、現地の食生活になじんだ日本人にも同様の結果が得られることから、肉や脂肪の過剰摂取はがんのリスクを高める可能性が高いと思います。

これは、赤肉に含まれる鉄分が活性酸素を生み出して遺伝子を傷つけるため、などの理由が考えられますが、その機序はよくわかっていません。このため、国際的には「赤肉の摂取量は1週間で500g以内（調理後の重量）、1日70gに抑える」ことをすすめられています。

しかし、日本人ががんリスクを高めるほど赤肉を食べているかと言えば、いささか疑問です。アメリカ人とアジア人の年間の牛肉消費量を比較すると、アジアのなかでもっとも消費量の多い韓国や日本でも、年間50kg程度消費するアメリカの4分の1か

図表19 赤肉摂取と死亡リスク

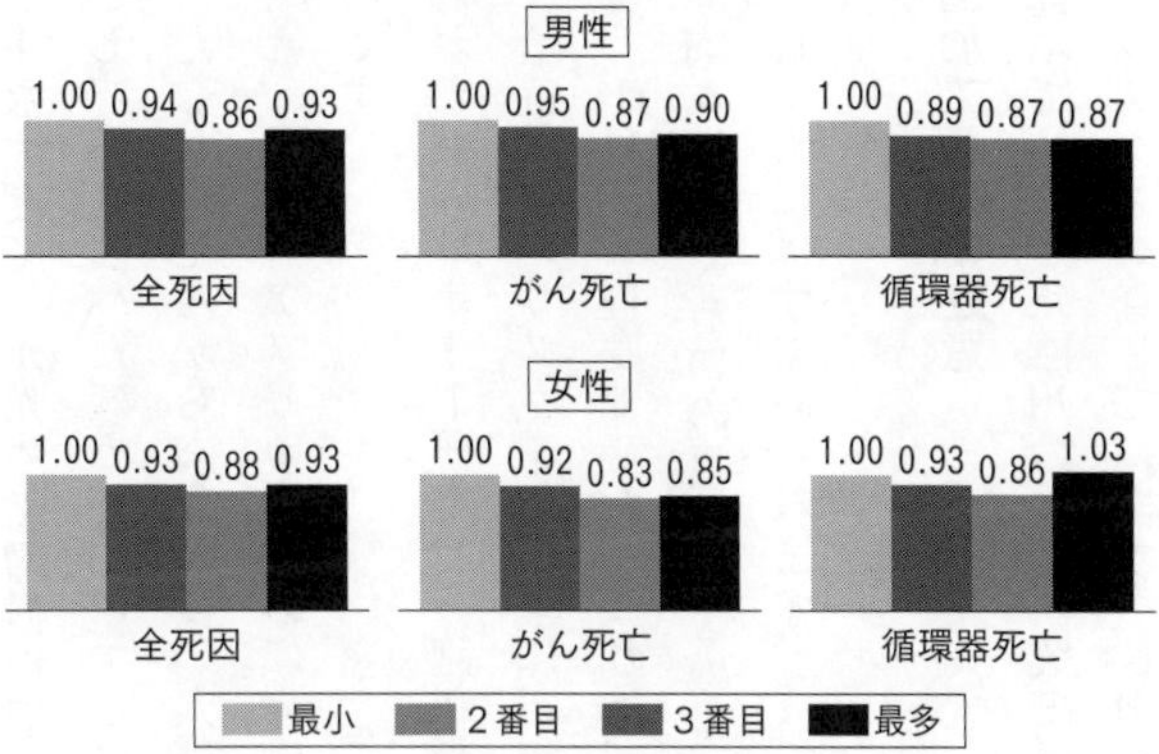

(Lee EJ, et al. Am J Clin Nutr 2013;98:1032-41.)

ら5分の1程度です。ですから、あまり気にする必要はありません。

いっぽう、赤肉に含まれる飽和脂肪酸は心筋梗塞や脳梗塞、脳出血など循環器系疾患との関連が指摘されます。

欧州約45万人の13年間の追跡調査（「がんと栄養に関するヨーロッパ前向きコホート研究」）では、赤肉をたくさん食べる人ほど循環器系疾患やがんによる死亡率が高くなる傾向が認められていますが、アジア人約30万人の7～16年間の追跡調査では、逆に赤肉を食べている人のほうが健康、という結果を示しています（図表19）。

つまり、「多くの日本人やアジア人は肉

食が少なすぎて、がんや循環器疾患を起こしている」「魚や野菜だけではなく、もうすこし赤肉を食べたほうがいい」ということでしょう。

ただし、ふだんから肉食の多い人は大腸がんのリスクを高めることはまちがいありません。要は、アメリカ人並みに赤肉を食べなければ問題ありませんが、食べすぎは禁物です。

われわれのコホート研究で、飽和脂肪酸摂取量と循環器疾患との関連を調べたところ、心筋梗塞のリスクを上げずに、脳卒中のリスクを下げる飽和脂肪酸の摂取量としては、1日20g程度でした。これは、コップ1杯の牛乳と、2日に1回150g程度の赤肉を摂るくらいの量で、この量では大腸がんのリスクも上げないと思われるので、日本人にはすすめられます。

食肉加工品は要注意

前項で紹介した欧州の追跡研究では、食肉加工品と大腸がん、循環器系疾患による死亡リスクも調査しています。食肉加工品の摂取量を10g未満から160g以上の5

グループに分け、それぞれのがんと循環器系疾患による死亡リスクを調べたところ、摂取量が多くなるとともにリスクが高くなることが示されたのです。

保存肉としての食肉加工品には、ニトロソ化合物という化学物質が含まれており、これが大腸がんのリスクを高めるのではないか、と言われています。

日本では欧米と異なり、戦前からハム、ソーセージ、ベーコンなどの食肉加工品をたくさん食べる習慣がほとんどなく、洋食が普及した現在でも、１日のハム、ソーセージなどの摂取量が13ｇ（厚生労働省「国民健康・栄養調査（二〇〇九年）」）にとどまります。

ですから、日本人は気をつける必要がないのかもしれませんが、ふだん、食肉加工品を食べる機会が多い人は注意したほうがいいでしょう。

コーヒーのがん予防効果

「コーヒーには抗がん作用がある」と、メディアで大々的《だいだいてき》に取り上げられたことがありました。このため、手軽にできるがん予防法として、コーヒーを飲んでいる人もいるようです。

コーヒーの抗がん作用については数多くの報告があるものの、いずれも科学的根拠が完璧に揃《そろ》っているわけではありません。したがって、コーヒーががんを防ぐかどうかというテーマを科学的にとらえれば、「可能性あり」というのが現実的で、コーヒー嫌いの人にすすめられるほどの確かな証拠はまだありません。

私たちが行なったコホート研究は、男女10万人を対象にコーヒーを飲む頻度によりグループ分けし、その後のがん発生率を10年間追跡調査したものです（図表20）。

肝臓がんの発生率は「ほとんど飲まない人」に比べて、「毎日飲む人」では約50%、「1日5杯以上飲む人」では約70%も低くなりました。しかし、肝臓がんの約90%はB型・C型肝炎ウイルスに長期間感染している人から発生すると考えられるため、コーヒーの肝臓がん予防効果は、感染者集団において有効なのではないかと考えられます。

また、二〇一三年に報告された「16の疫学研究による、コーヒー飲用と肝臓がんの関連・メタ解析」など、日本人対象の多くのコホート研究でも、コーヒーの抗がん作

図表20 コーヒー摂取量とがん発生リスク

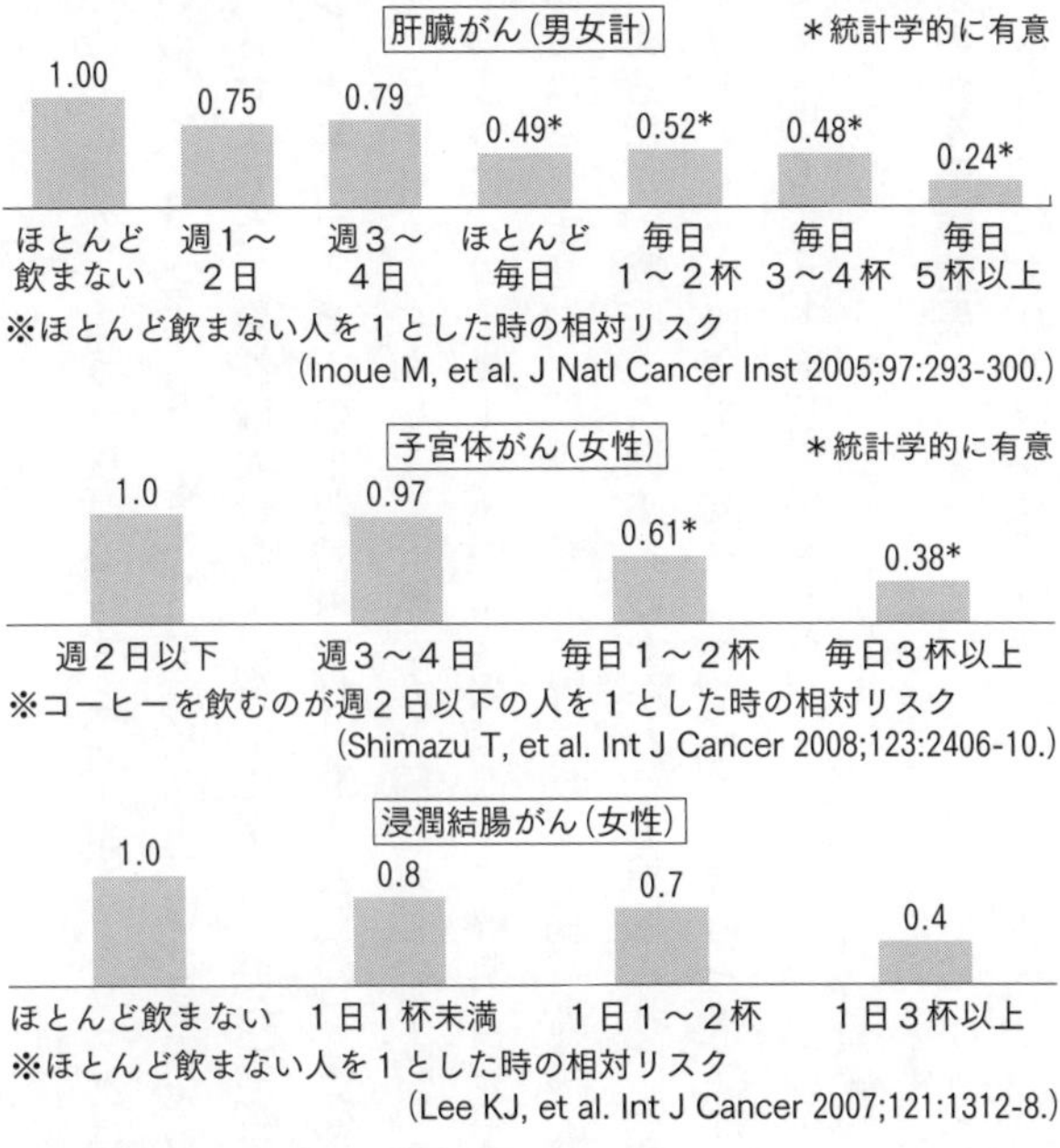

※ほとんど飲まない人を1とした時の相対リスク
(Inoue M, et al. J Natl Cancer Inst 2005;97:293-300.)

※コーヒーを飲むのが週2日以下の人を1とした時の相対リスク
(Shimazu T, et al. Int J Cancer 2008;123:2406-10.)

※ほとんど飲まない人を1とした時の相対リスク
(Lee KJ, et al. Int J Cancer 2007;121:1312-8.)

用が認められます。

しかし、なぜコーヒーが肝臓がん予防に有効なのか、というテーマについては今後の研究が必要です。現在のところ、コーヒーに含まれているクロロゲン酸に糖の吸収を抑える働きがあり、インスリンの働きを改善するため、腫瘍増殖を抑えるためではないかという仮説がありますが、まだ、そのメカニズムははっきりしていません。

私たちの研究にもう一度話を戻すと、「大腸がんリスクは全体では変わらなかった」ものの、「女性でコーヒーをよく飲むグループほど結腸がんリスクが低くなる傾向」が示されました。男性は大腸がんの発生に深くかかわる飲酒習慣や喫煙習慣を持つ人が多いため、コーヒーの予防効果が打ち消されたのではないかと思われます。その他にも、子宮体がんにおいて、肝臓がんと同様の強い予防的な関連が示されています。

このように、コーヒーの抗がん作用は徐々に解明され始めていますが、いいことずくめではありません。飲みすぎると胃荒れ、不眠、高血圧、脂質異常症をもたらすことがあるほか、膀胱がん発生とのかかわりも指摘されています。

やはり、もう一段《いちだん》研究を深め、コーヒーの持つベネフィット（利益）とリスク（危険性）を明らかにしなければならないでしょう。

緑茶のがん予防効果

日本人に親しまれている緑茶の抗がん作用について、実験室レベルの研究が国内外から報告されています。いわく、「緑茶に含まれるポリフェノールのカテキンががん細胞の増殖を抑制する」とされ、「緑茶を飲んでいればがんにかからない」と思い込んでいる人も多いようです。

しかし、緑茶を対象にした疫学研究は、数えるほどの報告しかありませんし、日本人を対象にした既存のコホート研究による結果が、現時点では一致していないので、証拠不十分というところ。コーヒーと同様に、緑茶についてもさらなる科学的根拠が求められています。

前項で紹介した私たちの研究では、緑茶をよく飲む女性の胃がん、特に胃の下部にできるがんのリスクを下げることが確かめられました。具体的には「1日5杯以上飲むグループ」は、「1杯未満グループ」に比べ、胃がんリスクが約30%低く、さらに胃の下部のがんの発生リスクは50%も減った、というものです。

食道から胃の上部のがんは、熱い食べものや飲みものが発生リスクとなるため、緑茶の効果が打ち消されたのではないかと考えられます。また、男性にはっきりした効果が認められなかったのは、喫煙習慣、塩分の多い食事などにより緑茶の効果が打ち消された可能性も否定できません。

その後、日本のコホート研究20万人分のデータを用いて、緑茶と胃がんとの関連を検討しましたが、やはり同様の結果が示されました。

前立腺がんについては、「1日5杯以上飲むグループ」で、進行性のがんのリスクが半減したものの、肝臓がん、大腸がん、膵臓がんについて緑茶のリスク低減効果は確認できませんでした。

したがって、緑茶のがん予防効果は可能性があるものの、まだデータが不十分だと考えられます。

功罪ある大豆(イソフラボン)

欧米人に多い乳がんが、日本人を含めたアジア人に少ないのはなぜでしょう。

それは欧米人とアジア人の食生活の違いが要因であり、とりわけ大豆の摂取量が影響しているのではないかと考えられ、さまざまな研究が行なわれてきました。

日本人は豆腐、納豆、味噌、醤油など大豆製品をよく食べます。塩分を過剰に摂取しやすいデメリットはあるものの、大豆に含まれるイソフラボンという成分を日常的に摂っているのに対し、欧米人のそれはきわめて低いのが現状です。それでは、イソフラボンと、乳がんの関連を調べた疫学研究を紹介します。

欧米で行なわれた研究では、イソフラボンの摂取量がもっとも多いグループでも1日に0・8mg以上（少ないグループは0・15mg未満）にとどまっているのに対し、アジア人や欧米在住アジア人を対象とした研究では、イソフラボンの摂取量のもっとも少ないグループでも5mg近くも摂っています。つまり、欧米人とアジア人のイソフラボンの摂取量はケタ違いなのです。

その結果、欧米の11研究を併せた解析では、イソフラボンの摂取量による乳がん発生率は1・04と変わらなかったのに対し、アジア人や欧米在住アジア人の8研究を併せた解析では、1日5mg未満のグループに比べ、20mg以上摂っているグループは0・71、5～20mg摂っているグループでは0・88、とイソフラボンをより多く摂取しているグループの乳がんリスクは低下しました。

では、なぜイソフラボンが乳がんの発生リスクを低下させるのでしょう。

イソフラボンと女性ホルモンの化学構造は非常に似ています。乳がんは、女性ホルモンが過剰に分泌されるとリスクが高くなります。そのため、初潮年齢が早い人、閉経年齢の遅い人など女性ホルモンにさらされる期間が長い人ほど、発生しやすいと言われています。

ところが、体内に化学構造が似たイソフラボンが多量にあると、イソフラボンが女性ホルモンの替わりにレセプター（ホルモンを取り込む受容体《じゅようたい》）にくっつき、女性ホルモンの働きをじゃまして、本来の働きを弱めます。このため、乳がんの発生リスクを低くするのではないかと考えられています。

私たちのコホート研究でも、大豆製品（豆腐、納豆、味噌汁、油揚《あぶらあ》げなど）によるイソフラボン摂取と乳がんリスクと前立腺がんリスクを検討しています。

その結果、味噌汁やイソフラボンを多く摂取するグループは、少ないグループより乳がんリスクが低いことが判明しました。特に、閉経後の女性はイソフラボンの摂取量が多いほど乳がんリスクは低くなり、最大摂取グループのそれは約70％も低下しています（図表21）。

図表21　味噌汁・イソフラボンと乳がん発生リスク

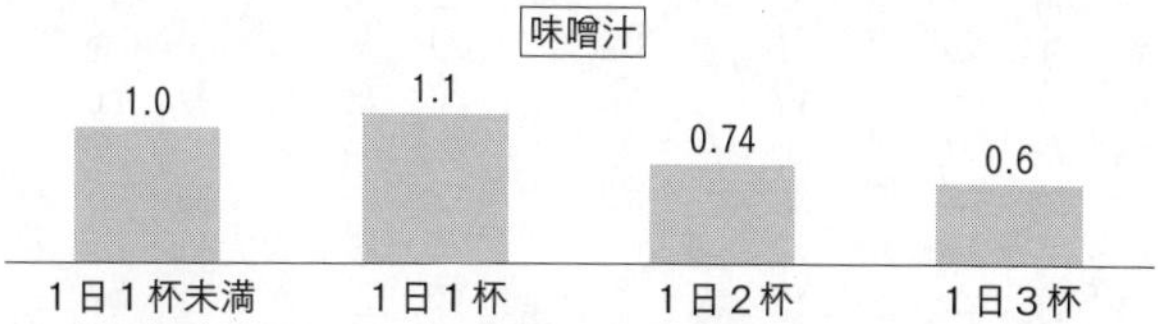

※1日1杯未満の人を1とした場合、他の要素で乳がんにかかる確率

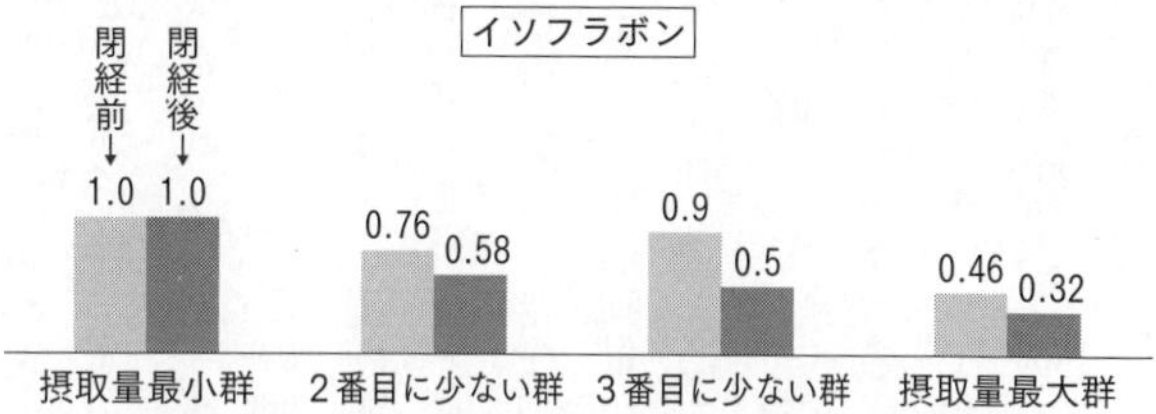

※摂取量最小群を1とした場合、他の要素で乳がんにかかる確率

(Yamamoto S, et al. J Natl Cancer Inst 2003;95:906-13.)

いっぽう、前立腺がんに対してイソフラボンは、前立腺内にとどまるがんの発生リスクは低減させたものの、前立腺の外まで広がる進行がんリスクを高めるという結果になりました。

このように、乳がんを予防すると言われるイソフラボンについても科学的根拠はまだ不完全であり、今後のさらなる研究が待たれています。

がん予防の6原則④　運動

「運動は体にいい」は本当か？

「運動不足の人は、結腸がんや閉経後の乳がん、子宮体がんのリスクが高くなる」「運動が、肝臓がんや膵臓がんの発生を予防する」と数多くの疫学研究により、現在までに解明され始めています。

つまり、運動はがんのリスクを低下させるということですが、われわれの研究でも、同様の結果が導かれました。この研究は45~74歳までの男女約8万人について、一九九五年から二〇〇四年まで、追跡調査した多目的コホート研究です。

このなかで、身体活動量（＝METs《メッツ》。座って安静にしている状態を1とした場合の、運動、スポーツ、重労働の仕事、日常生活での立ち振る舞いによる運動などの合計）とがんの関係を調べたところ、身体活動量が多い人ほど、がん罹患リスクが低いことが示されました（図表22）。部位別に見ると、男性は結腸がん、肝臓がん、膵臓がん、女性では胃がんのリスクが低下しています。

なぜ、運動ががんのリスクを下げるのでしょうか。

そのメカニズムはまだはっきりしていませんが、肥満を防止しインスリン抵抗性を改善するため、腫瘍増殖を抑制したり、免疫力を高めたり、便通《べんつう》を整《ととの》えるので、発がん物質が腸管粘膜《ちょうかんねんまく》に触れる時間が短くなるためではないか、などと考えられます。

図表22　身体活動度とがん罹患リスク

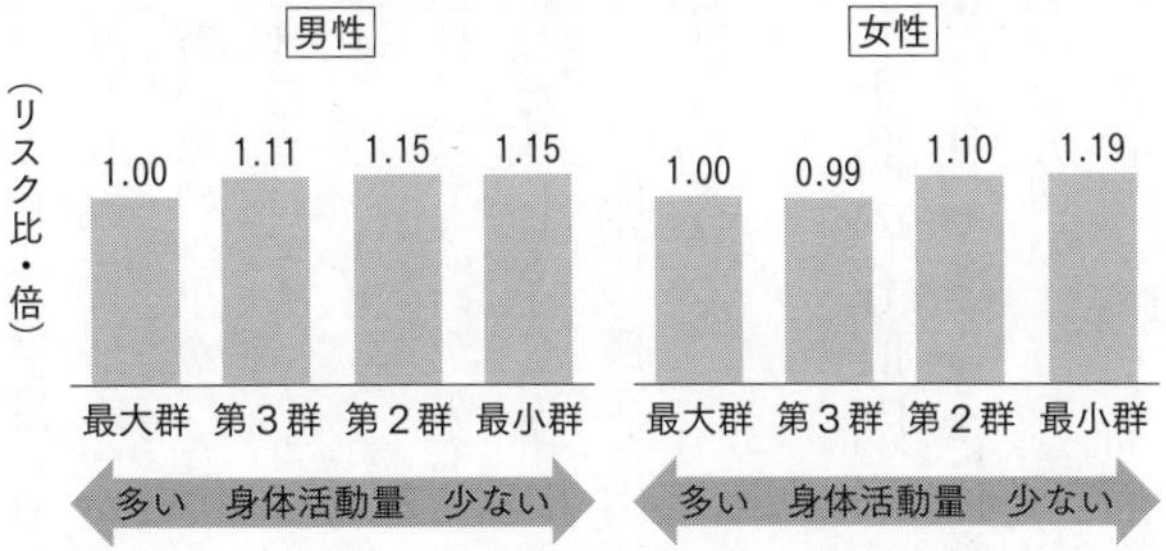

※年齢、地域、総エネルギー摂取、糖尿病既往、喫煙、飲酒、ＢＭＩ、余暇の運動で調整
※追跡５～９年、45～74歳の男性37898人、女性41873人のうち、がん罹患数は男性2704人、女性1630人

(Inoue M, et al. Am J Epidemiol 2008;168:391-403.)

しかし、運動ががんを予防するといっても、激しいスポーツなどはおすすめできません。激しい運動は体内に活性酸素やフリーラジカルを発生させ、逆に細胞を傷つけてしまう可能性があるからです。

日常生活における身体活動量

厚生労働省は「健康づくりのための身体活動基準２０１３」を策定し、18～64歳の血糖・血圧・脂質が基準範囲内の人に対して、「3メッツ以上の強度の身体活動を毎日60分（23メッツ・時／週）」「3メッツ以上の強度の運動を毎週60分（4メッツ・時／週）」をすすめています。

「3メッツ以上の強度の身体活動」とは歩行やそれと同等以上の身体活動を、「3メッツ以上の強度の運動」とは息が弾《はず》み汗をかく程度の運動を意味します。したがって、買いものへ出かけたり、部屋の掃除をしたり、犬の散歩をしたり、子どもと遊んだりするだけでも、かなりの身体活動量を稼《かせ》げます。

要は、心がけ次第です。ふだん自動車で買いものに行く人も、時折《ときおり》自転車や徒歩で出かけてみてはいかがでしょう。また、週に1~2回は、ジムに行ったり、ジョギングをしたりして汗を流すのも気持ちいいものです。

しかし、肉体労働など肉体負荷《ふか》の大きな仕事に就《つ》いている人は、あえて運動をする必要はありません。

がん予防の6原則⑤ 体形

「太め」より「やせすぎ」に注意

「肥満は万病の元」と言われています。確かに、肥満は糖尿病や高血圧の原因になります。がんについても、食道がんのなかで日本人に少ない食道腺《しょくどうせん》がん、乳がん（特に、閉経後の乳がん）、大腸がん、子宮体がんなど、多くのがんとの関連が指摘されています。

これは、脂肪組織から放出される女性ホルモンのエストロゲンの影響、インスリン抵抗性が高まり体内にインスリンが多量にとどまるため腫瘍を増殖させる、肥満により胃食道逆流リスクが高まり食道腺がんのリスクを高める、などが原因とされています。

ならば、やせていれば〝安心〟、生活習慣病やがんとは無縁と思っている人も多いようですが、第２章でも述べたように、やせている人も肥満者と同様にがんのリスクにさらされています。

実は、万病の元と言われる肥満者より、やせすぎている人こそ注意が必要です。特に、若い頃やせていた女性はその後、乳がんの発生リスクが高くなるというデータが複数報告されています。

理想的なBMIとは？

では、理想的な体形とはどのようなものでしょう。

日本肥満学会では、BMI18・5未満を低体重、18・5〜25未満を普通体重、25以上を肥満、35以上を高度肥満としています（78ページの図表12参照）。つまり、身長170㎝の男性で、体重50kg程度の人はやせ（BMI17・3）、60kg程度でややゃせ（同20・8）、70kg程度で標準（同24・2）、80kg程度で肥満（同27・7）、90kg程度で高度肥満（同31・1）と判定されます。

79ページの図表13でも、男女ともBMI30以上は、30％ほどがん死亡リスクが高いことが示されましたが、このような高度肥満の人は男性で2％、女性でも3％にすぎませんでした。

特に、問題なのは男性のやせ型タイプ。BMI21未満の人は同23〜24・9のグループに比べ、がんの死亡リスクが17％高く、さらにBMI19を下回るとそのリスクは27％も上昇することが判明したのです。そして、BMI21未満の男性は、全体の24％、4人に1人が該当しました。

いっぽう、欧米では肥満に関連したがんが多くなり、また、肥満との関連も明確になっています。アメリカ人90万人を対象にしたコホート研究では、標準体重（BMIで18・5〜24・9）の男性を1とした場合、25以上から高くなるほど、がん死亡リスクが上昇する傾向がありました。

喫煙者はやせていてがんリスクも高くなるという影響を除く意味で、一度も喫煙したことがない対象者に絞《しぼ》って解析すると、その直線的関連はより明確になっています。そして、BMIが25を超える割合が男性で76％、女性で70％、さらに、30を超える割合が男女各々34％と42％であることに注目する必要があります。

肥満だけではなく、やせすぎも発がんリスクを高めるということを知ることです。この背景には、栄養不良による基礎体力や免疫力の低下などが発生に関与しているのではないかと考えられますが、要は肥りすぎず、やせすぎず、がん以外の病気のリスクも考えて、中高年時点においては男性BMI21〜27、女性同21〜25で維持することが大切なのです。

日本人の最近の摂取カロリーは、戦後の食糧難時代並み!?

日本人に肥満が目立つようになった原因は、一九五〇年代に始まり一九七〇年代に終焉《しゅうえん》する高度成長期と、一九八〇年代終盤から一九九〇年代初頭まで続いたバブル経済期のなかで、飽食の時代を経験したから、という説が一時期広がりました。でも、これは本当でしょうか。

確かに、太平洋戦争中から戦後すぐ（一九四〇年代）の日本では、時に食料にもこと欠き、肥満者はほんの一握りだったのではないかと思われます。しかし、日本人のエネルギー摂取量は戦後まもなく回復します。

そして、一九七一年の２２８７kcal《キロカロリー》でピークを迎え、その後は減少傾向を示し、二〇一〇年には食糧難にあえいでいた一九四六年の１９０３kcalをも下回る、１８４９kcalまで減少しています（図表23・上）。

ところが、エネルギー摂取量の減少にもかかわらず、日本人男性のＢＭＩは、右肩上がりに上昇してきました（図表24）。これは、仕事のオートメーション化や自動車の普及など産業・社会の発展により、身体活動量が低下し、生命活動の維持に必要な

図表23 日本人の栄養摂取量

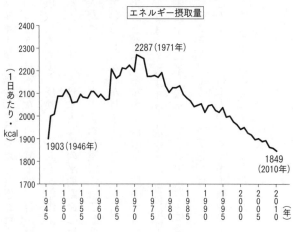

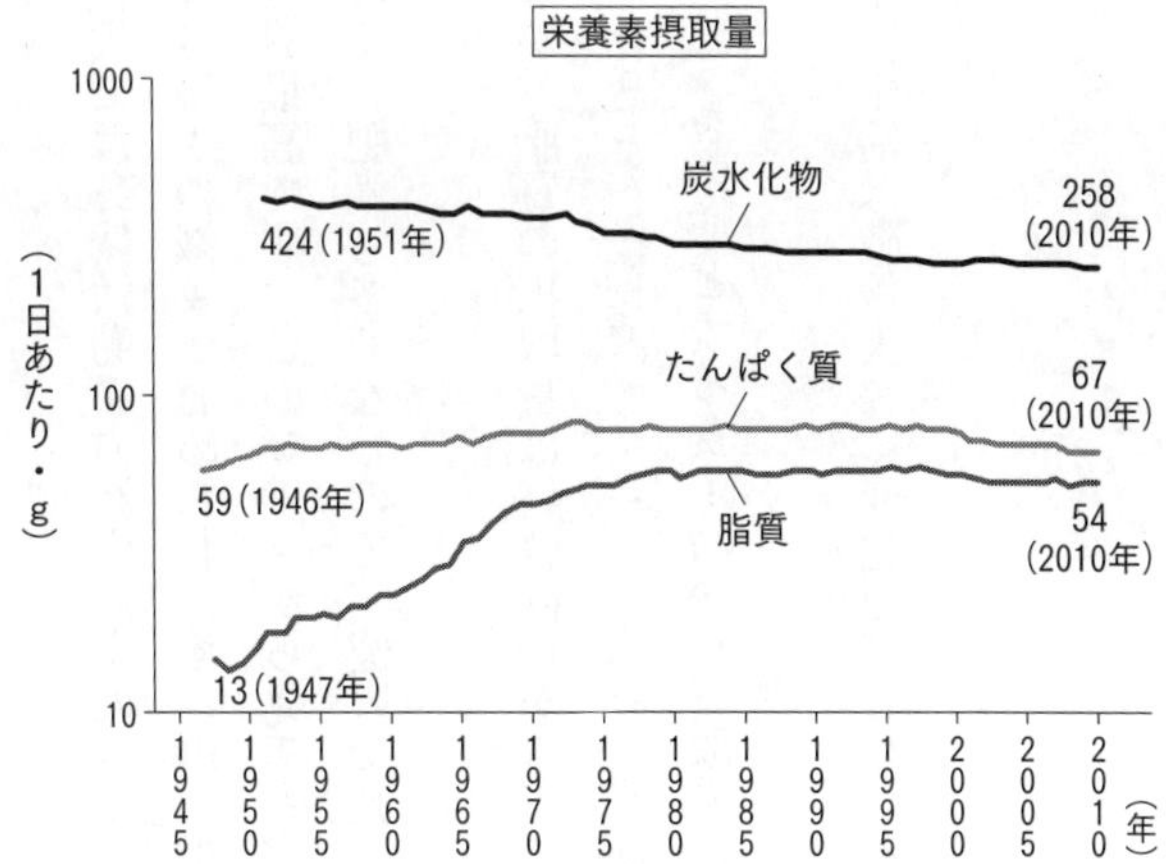

(厚生労働省「国民健康・栄養調査」)

エネルギー量が減少しているためと思われます。

いっぽう、日本人女性のＢＭＩは、若い世代では身体活動量の減少以上のエネルギー摂取量の減少を反映し、一九七〇年代よりＢＭＩの減少が認められます。再三指摘するようですが、日本人女性の平均寿命は世界最高です。このデータから見ても、日本人女性はエネルギーを過剰摂取することなく、肥満も多くないので、健康で長生きしていることがわかります。

男女ともにエネルギー摂取量が減少するなか、脂質の摂取量は終戦直後から、二〇一〇年までのおよそ60年間で4倍強に増加しました（図表23・下）。つまり、戦前の日本のように米（炭水化物）と魚（たんぱく質）を中心とする食生活から、欧米のように肉食が増加したということです。

このように、日本人のエネルギー摂取量や食生活は戦後大きく変化しており、それとともに日本人の死因も大きく変化したのです。

図表24 日本人の年代別BMI

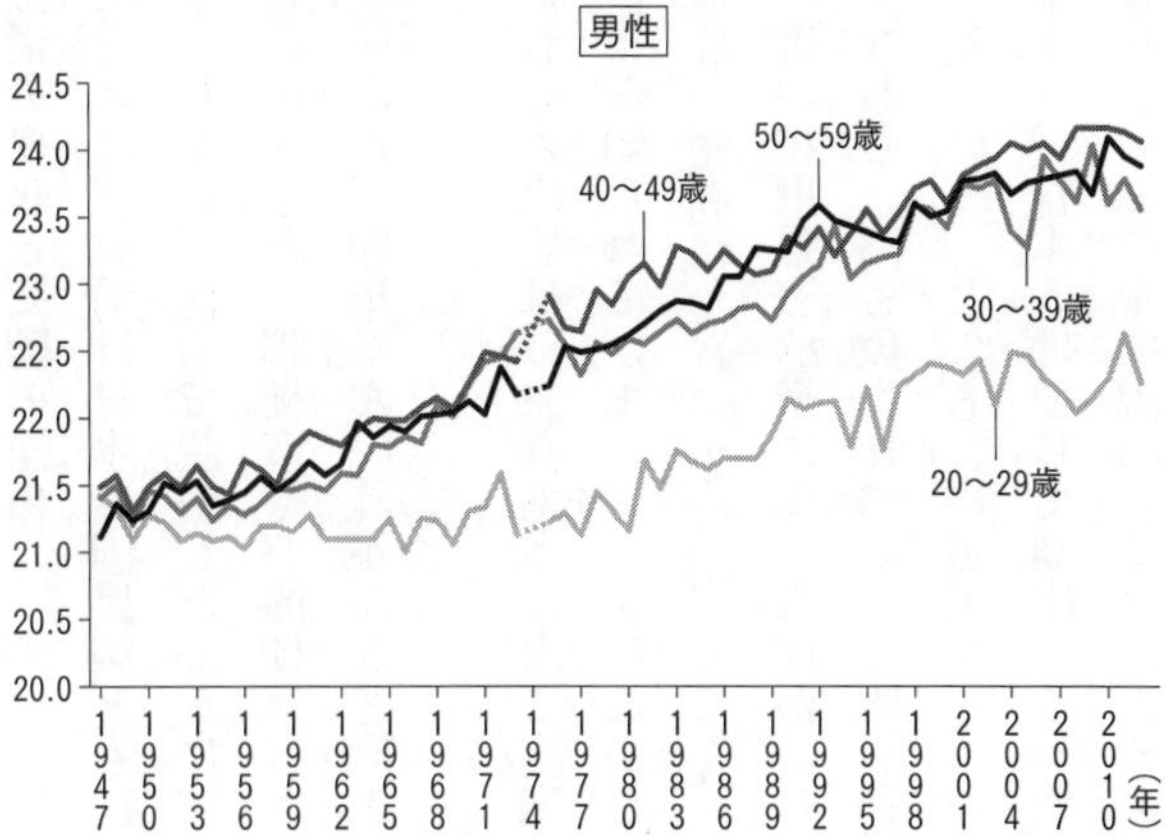

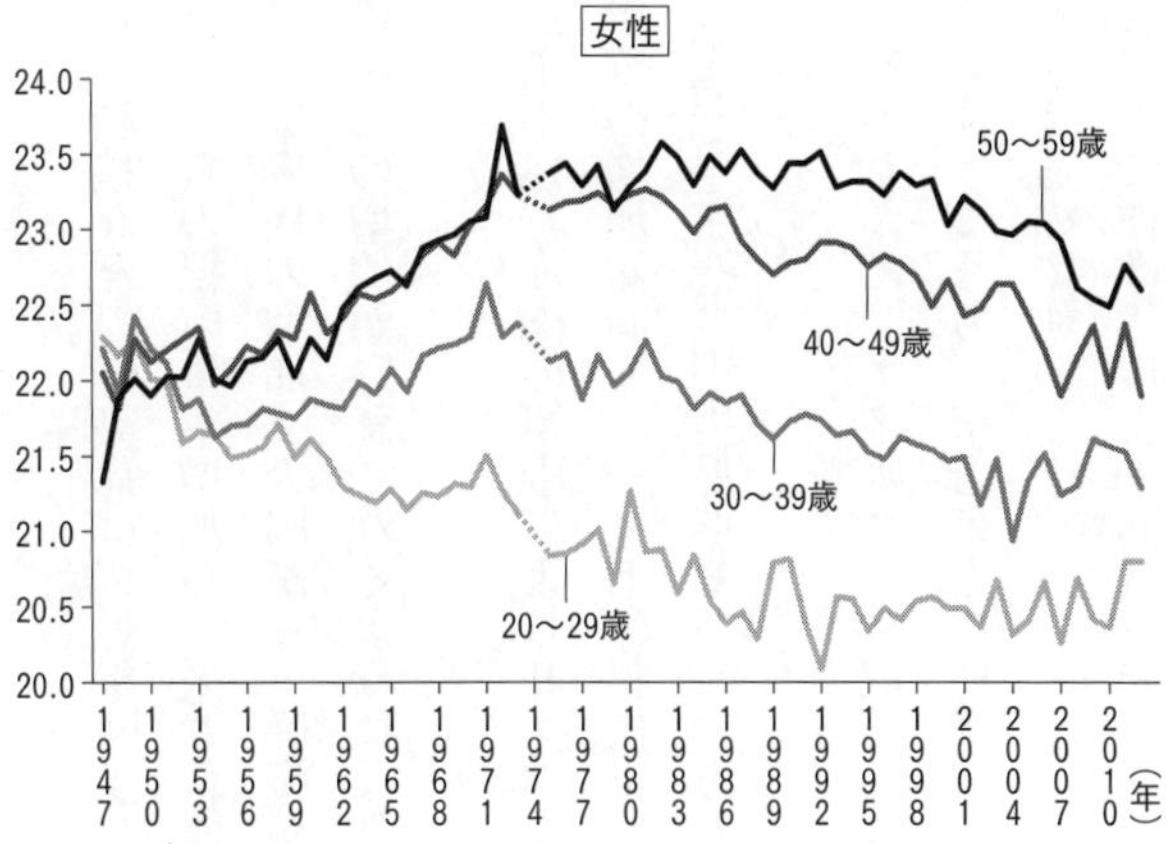

※1974年は調査なし

(厚生労働省「国民健康・栄養調査」)

食生活の変化と死因の関係

たとえば、戦前は日本の国民病とも言われた結核などの感染症は、近年減少しています。しかし、前項で説明したように、肉食と脂質の摂取量が増加し、栄養状態が過剰ぎみになると、脳梗塞や心筋梗塞、さらには糖尿病の増加、大腸がん、膵臓がん、前立腺がん、卵巣がん、乳がんなど欧米型のがんの増加が懸念されるようになりました。

これらの疾患は、栄養過多による肥満、運動不足、赤肉の摂取によりリスクが高まることが知られています。しかしながら、脂質の増加傾向も、一九七〇年代半ばからは横ばい傾向になり、先に記したように、肥満者も先進国中最低レベルであり、かつ、肉の摂取量も欧米に比べればかなり少ないのです。

すなわち、肉も魚も食べて、身体活動量が減ったぶん、エネルギー摂取量も減らしているという、とても賢《かしこ》い選択をしているのです。つまり、ほどほどに欧米化したことにより、日本人は総じて健康になったとも言えるのです。

しかし、ここまで説明してきたように、ＢＭＩで標準体重を下回るやせ型タイプ、特に同19未満の人たちは、喫煙、飲酒、運動不足など、健康アウトカム（健康上好ましくない状況）の発生には十分に注意してください。

がん予防の6原則⑥　感染

C型肝炎とB型肝炎

ウイルス感染により発生するがんの代表と言えば、肝臓がん。日本に多いのは、C型肝炎ウイルスの持続感染にともなう肝臓がんで、感染後に放置しておくと30年程度で発生すると考えられています。

C型肝炎ウイルスは現在、世界で1億7000万人、日本に100万〜200万人もの感染者がいると推定されており、肝臓がんの原因の約70%を占めています。

まだ肝炎ウイルスが明らかでなかった時代の医療行為（感染している人の血液を用いた輸血、血液製剤《せいざい》、汚染された注射器や注射針などの使い回しなど）による感染ルートが考えられています。現在では、医療行為で感染することはありませんが、使い回した注射器で覚醒剤《かくせいざい》を打ったり、消毒されていない器具を使ってのピアスの穴あけなどによる感染が考えられます。

B型肝炎ウイルスの感染者は世界で3億5000万人、日本に120万〜140万人が感染していると推定され、肝臓がんの原因の約20％を占めています。

このウイルスは、主に出産時に母から子に感染してそのまま長期間持続感染し、やがてがんにつながります。ただ、ワクチンなどによる予防措置がとられたことで、新たな持続感染者はほとんどいなくなったと考えられています。いっぽう、昔の医療行為や現在でも感染者との性交渉などにより成人後に感染した場合は、慢性化することは少なく、がんの原因にもなりにくいと考えられています。

ただし、最近は、日本に持ち込まれた外来のウイルスが性行為などで感染し、持続感染することもあり、問題になっています。

肝炎ウイルスの感染者は自覚症状に乏しいため、肝臓がんと診断され、はじめて気づく人も少なくありません。日本人の中高年の多くが感染している可能性がありますから、一度は健康診断（一部無料）や保健所・委託医療機関における無料の肝炎ウイルス検査などを受けて、自分が感染しているか否かについて必ず知っておきましょう。

感染していた場合、専門医で適切な治療を受けることにより、肝臓がんへの進展を予防することができます。また、医療費の助成制度を利用することも可能です。

肝臓がんのリスクは過剰飲酒により確実に高まり、喫煙も関与しています。また、肥満、糖尿病、運動不足なども発がんリスクを高めるという複数の報告があるいっぽう、前述のように、コーヒーをよく飲む人の肝臓がんのリスクが低くなることが示されています。

ヘリコバクター・ピロリ菌

日本人の感染者が多く、胃がんの原因になるヘリコバクター・ピロリ菌。この細菌は一九八三年にオーストラリアのロビン・ウォレンとバリー・マーシャルが、人間の胃に棲息《せいそく》する細菌を取り出し、その培養に世界ではじめて成功し、二〇〇五年のノーベル賞を受賞しています。

胃がんの発生とピロリ菌の関与は、一九九〇年代に、欧米の複数のコホート研究で明らかになりました。これらの研究は、研究の開始時に対象者の血液をマイナス80℃の超低温で保存しておき、その後追跡したのちに、胃がんになったグループとならなかったグループで、保存血液を用いてピロリ菌の感染を示す血清抗体《こうたい》を比べたものですが、いずれの研究も、胃がんになったグループが研究開始時点における抗体陽性率が高いことが示されました。

ピロリ菌の感染の有無が血液でわかるようになった当時は、日本においては血液が保存されているコホート研究は存在していませんでした。そこで、胃がんと診断された人と胃がんではない人の抗体を調べると、意外にも陽性率に差がないか、むしろ胃がん患者の陽性率が低いという結果になりました。

その理由は、胃がんを発生しやすいとされる萎縮《いしゅく》性《せい》胃炎があると、ピロリ菌が棲《す》めなくなるために、抗体が陰性になったものと考えられています。

一九九〇年に開始したわれわれの多目的コホート研究においては、約6万人の対象者の血液が保存されていますが、二〇〇六年に胃がんになったグループ約500人となっていない500人のピロリ菌の抗体を調べました。

その結果、胃がんになったグループでは99％から感染の証拠が検出され、感染の証拠が検出されないグループの約10倍胃がんになりやすいことが示されました。ところが、胃がんになっていないグループでも90％から感染の証拠が検出されました。これは、胃がんはピロリ菌の感染者からほぼ発生するが、感染者の一部しか胃がんにならないことを意味します。

肝炎ウイルスと肝臓がんとの関係と比べると、感染者でなければがんにはまずならない点では同じですが、肝炎ウイルス感染者は中高年において数％（ピロリ菌感染者は約90％）と少なく、かつ感染者の多くが慢性肝炎から肝臓がんへと進展する点で違いがあります。

ＩＡＲＣ（国際がん研究機関）の作業部会は二〇一四年九月、「全世界の胃がんの約80％はヘリコバクター・ピロリ菌の慢性的な感染が原因」とする報告書を発表しました。特に、日本人に多い噴門部《ふんもん》（胃と食道のつなぎ目部分）以外の胃がんの89％は、ピロリ菌が原因と推定しています。

そして、ピロリ菌の除去で、胃がんの発生リスクは30〜40％低減する可能性があるとして、各国がピロリ菌を考慮した胃がん対策をとるようにすすめています。

同時に、感染者の多さなどを鑑《かんが》みて、ピロリ菌除菌の公衆衛生的側面、すなわち、健康で無症状な大多数に対して、医療的な介入を行なうことにより予想される利益（胃がん予防効果）と不利益（胃の噴門部がん、食道がん、抗生物質使用による耐性菌《たいせいきん》出現など）、医療経済的効率性などについて、きちんと評価できるような計画で取り組むべきであるとしています。

日本では、二〇一三年から内視鏡《ないしきょう》検査で慢性胃炎と診断された人の除菌治療を保険で行なえるようになっていますが、除菌の効果はまだ未解明の部分が多いのが現状です。特に、胃がん予防効果以外の側面について、解決すべき課題は残されていると考えています。

ヒトパピローマウイルス（ＨＰＶ）

子宮がんは子宮入口にできる子宮頸がんと、子宮内膜《ないまく》に発生する子宮体がんに大別されますが、特に子宮頸がんは、若い女性にも発生しやすいという特徴があります。

このがんの主な要因は、性行為によるヒトパピローマウイルス（ＨＰＶ）の感染とされ、性体験のある女性の多くが感染経験があると言われています。そして、国内の調査では、10代後半から20代の女性の30～40％から同ウイルスが検出されたとの報告があります。

このＨＰＶは、一九八三年にドイツがん研究センターのハラルド・ツア・ハウゼン博士により発見され、博士は二〇〇八年のノーベル賞を受賞しています。

しかし、ピロリ菌と同じように、感染してもすべての人が子宮頸がんを発生するわけではありません。感染しても多くの場合、ＨＰＶは自然に消滅するいっぽう、繰り返し感染を起こします。そして、長期持続的に感染した場合に、細胞に障害（前がん病変）を引き起こし、その後、子宮頸がんに進展する可能性があります。

また、がんを発生させる高リスクのＨＰＶは16型、18型など数種類しかなく、日本人の子宮頸がんの60～70％が、このふたつの型に起因すると考えられています。ただし、初体験の低年齢化の影響もあり、20代で発生するケースもあり、心あたりのある人は、子宮頸がん検診などを受診することをおすすめします。

現在、HPVに対するワクチンの研究が精力的に進められ、複数の臨床《りんしょう》試験では、前がん病変のリスクの低下などの予防効果が認められています。このため、欧米では実用化され、11～12歳の女児《じょじ》へのワクチン接種が提唱されるようになりました。日本でも、16型と18型の2種類に対するワクチン、さらに6型と11型（がんを引き起こすリスクは低いが、尖圭《せんけい》コンジローマのリスクとなる型）も含む4種類に対するワクチンが、国内で接種可能となり、公費助成の動きも広がってきています。

ワクチンを接種するとともに、子宮頸がん検診を定期的に受診することが、その予防と早期発見・早期治療のために有効と考えられます。ただし、副反応の発生頻度などがより明らかになり、国民に適切な情報提供ができるまでの間、定期接種の積極的推奨の差し控え措置がとられています（二〇一四年十二月現在）。

しかし、すでにHPVに感染している人に対する発がん抑制効果は期待できません。

ヒトＴ細胞白血病ウイルス１型（ＨＴＬＶ-１）

成人Ｔ細胞白血病リンパ腫は、ヒトＴ細胞白血病ウイルス１型（ＨＴＬＶ-１）により発生し、感染者が多い西日本に多発するのが特徴です。

このウイルスは人間と長く共存しており、古代エジプトのミイラからも発見されたほど。感染しても発生するケースは稀《まれ》で、多くは治療しなくても発病しないと言われています。

主な感染源は母乳《ぼにゅう》で、乳幼児の時に母親から感染し、成人してから発病しますが、その確率は３〜６％程度と推定されています。また、成人期以降では、性行為や輸血による感染も報告されていますが、悪性リンパ腫や白血病に至るケースは稀であると考えられています。

日本人には１２０万人ほどの感染者（キャリア）がいると推定され、発症すると抗がん剤が効きにくく、予後不良、再発などが認められますが、最近は造血幹細胞《ぞうけつかんさいぼう》移植の有効性が報告され、予後の改善に大きく貢献するのではないかと期待されています。

さて、本章では科学的根拠にもとづくがんの予防法をお話ししてきました。次章では、肺がん、胃がんなど部位別がんの予防法について、簡潔に解説していきます。

第4章

科学的根拠にもとづく

部位別がん予防法

肺がんの予防法

国立がん研究センターの「最新がん統計」では、肺がん死亡者数は7万2734人（二〇一三年）、新たに罹患した人は10万7241人（二〇一〇年推計値）に達します。肺がんは、高齢になるほど罹患しやすいため、高齢化の影響で増加していますが、年齢調整した場合は、一九九〇年代半ばより減少傾向にあります（一九七〇年頃からの喫煙率減少の効果。29ページの図表3参照）。

肺がんの最大リスク要因は、喫煙です。日本人を対象にした研究（二〇〇八年）では、喫煙者の肺がんリスクは男性で約5倍、女性で約4倍という結果でした。

したがって、肺がんを予防するためには、禁煙が第一です。非喫煙者でも、受動喫煙、大気汚染、ラドン（無色・無味・無臭の自然発生する放射性ガス。日本では、高濃度に曝露することは少ない）による室内環境汚染なども肺がんリスクを高める根拠は十分とされているので、要注意です。

また、果物や緑黄色野菜に多く含まれるカロテノイドの予防効果もおそらく確実とされているので、肺がん予防のためにも積極的に摂るようにしてください。ただし、特に、喫煙者が高用量のβカロテンを摂取すると、肺がんリスクを高めることは確実です。サプリメントなどによるβカロテンの過剰摂取は控えましょう。

肺がん予防・要点

●男性喫煙者の肺がんリスクは非喫煙者の約5倍、女性は約4倍。
●禁煙が予防の第一。禁煙は肺がんだけではなく、他のがんや生活習慣病の予防にも効果。
●受動喫煙も確実な発がん要因。他人のたばこの煙は避ける。
●大気汚染・微量粒子状物質による室内環境汚染に注意。
●食べものからのカロテノイドが肺がん予防に有効。
●βカロテンのサプリメントの過剰摂取は、肺がんリスクを高める。

胃がんの予防法

日本人の代表的ながんとされる胃がん。年齢調整後の胃がん罹患率は一貫して、低下傾向を示していますが、新たな罹患者は全がんでトップの12万5730人（二〇一〇年推計値)、死亡者数も肺がんに次ぐ4万9129人(二〇一二年)です。

胃がんは、前述のように日本、韓国などで多く発生する半面、西欧諸国では少なく、特にアメリカの白人では、日本の10分の1程度と稀《まれ》ながんになります。

また、塩分摂取量と発生率は密接に関与しており、日本では塩蔵食品を摂る習慣のある地域で多発するのに対し、沖縄県の発生率が少ないなど、地域差も顕著《けんちょ》です。この塩分摂取量と胃がん発生の因果関係は、数多くの疫学研究が支持しています。

IARC(国際がん研究機関)は一九九四年、「ヘリコバクター・ピロリ菌の長期感染が胃がんの原因」と判定しました。私たちの多目的コホート研究でも、感染者の胃がん発生率は非感染者の約10倍という結果を示しています。

しかし、50歳以上の日本人の多く(70〜90%程度)がこの菌に感染していると推定されているにもかかわらず、実際に胃がんを発生する人は感染者の10%以下。胃がんリスクを低下させるために、ヘリコバクター・ピロリ菌の除菌も選択肢となりますが、除菌をしなくても多くの感染者は胃がんにはなりませんので、かかりつけ医と相談しながら対応してください。

いっぽう、喫煙も、胃がんのリスクを確実に高めます。胃がん予防のために有効な禁煙と減塩は、循環器疾患のリスクも減らすという健康維持のために大きな効果が期待できますので、実践するべきでしょう。

胃がん予防・要点

●禁煙し、塩蔵食品はなるべく避け、減塩を心がける。
●ヘリコバクター・ピロリ菌は、胃がんの最大の要因だが、感染者の発がん率は10%以下。
●ヘリコバクター・ピロリ菌の除菌により胃がんリスクの低下が期待できるが、効果の大きさやそれによる不利益など未知の部分があるので、胃の状態や感染状況を踏まえながら、かかりつけ医と相談しながら決める。

大腸がんの予防法

戦後、一貫して増加傾向を見せていた大腸がん（結腸・直腸）ですが、年齢調整後の死亡率は一九九〇年代をピークに、近年は横ばいから減少傾向を示しています。

これは、戦後の急激な経済発展とともに、日本人の食生活が欧米化して肉類や食肉加工品（ハム、ベーコン、ソーセージ）などを多く摂るようになったり、モータリゼーションの発展で運動不足の人が増えたりしたことなどが要因で増加したものの、一九七〇年代頃より、エネルギー摂取量が減少に転じ、たんぱく質や脂質摂取量が横ばいとなり、欧米化が一段落した影響で、20年後に減少傾向に転じたと解釈できるかもしれません。

しかし、大腸がんの原因はこれだけではありません。喫煙や過剰飲酒、肥満なども発がんに大きく関与しています。また、大腸がんの家族歴のある人もリスクが高くなります。

大腸がん検診は、大腸がんによる死亡リスクを下げる効果だけでなく、大腸がんの前がん病変とされている大腸腺腫の発見につながり、その摘除《てきじょ》により大腸がんの罹患リスクも下げる効果が期待できますので、定期的に受けることをおすすめします。

大腸がん予防・要点

●禁煙し、お酒の飲みすぎは避ける。

●赤肉・食肉加工品の過剰摂取は確実なリスク要因。たとえば、毎日100g以上の赤肉を摂取するような摂りすぎは避ける。
●食物繊維は発がんリスクを低下させることが期待できる。
●運動不足は確実な発がん要因。こまめに体を動かすように心がける。
●男性は太りすぎも発がん要因。
●家族歴のある人は要注意。
●定期的に大腸がん検診を受ける。

肝臓がんの予防法

肝臓がんの最大のリスク要因は、肝炎ウイルスの感染です。国際的には日本人や中国人に多く発生し、国内的には西日本に多いという特徴が認められます。日本人の肝臓がんの約70%はC型肝炎ウイルス、約20%がB型肝炎ウイルスの持続感染によるもの、というデータがあります。

それ以外では過剰飲酒、喫煙、肥満、糖尿病、運動不足などがリスク要因です。

また、近年は飲酒習慣のない人の非アルコール性脂肪性肝炎（NASH《ナッシュ》）という、脂肪肝から進行する病気が注目されています。そのまま放置すると、肝硬変、肝臓がんへと進む可能性もあり、食生活を改善して運動習慣をつけ、まず脂肪肝にならないように注意しましょう。

B型肝炎ウイルスは一九六四年、C型肝炎ウイルスは一九八九年に発見されたので、検査法が普及したのは一九九〇年代以降です。それ以前に輸血などを経験している人はもちろん、そうでない人も、感染している恐れがあるので、一度は肝炎ウイルス検査を受けるといいでしょう。

さらに、新たな感染を防ぐためには、他人の血液が付着している可能性のあるカミソリなどを使わない、他人の体液との接触を避けるなど性病予防と同様の心がけをしてください。

なお、前述のように、コーヒーに肝臓がんなどの予防効果があるとの報告が数多くあります。コーヒーの予防効果は、まだ確実とは言い切れませんが、私は可能性は高いのではないかと思います。

肝臓がん予防・要点

●C型・B型肝炎ウイルス感染の有無を確認するため、検査を受ける。
●禁煙、節酒に努める。肝炎ウイルス感染者（キャリア）は特に注意。
●運動習慣をつけ、肥満しないようにする。
●糖尿病が発がんリスクを高めるので、糖尿病の予防と糖尿病患者は適切な血糖コントロールをする。
●コーヒーは肝臓がんリスクを減らす可能性がある。

食道がんの予防法

食道扁平上皮がんは男性に多く、地域的には秋田県、鹿児島県、沖縄県などが多いとされています。つまり、たくさんお酒を飲む習慣のある地域ほど、食道がんの発生率が高いということです。

喫煙習慣・飲酒習慣と発がんの関連性を調査した日本の研究では、毎日たばこを吸う人のリスクは非喫煙者の約4倍、毎日日本酒換算で2合以上の飲酒習慣がある人は飲まない人の約5倍、という報告もあります。喫煙習慣と飲酒習慣が重なると、そのリスクがさらに高まります。反対にたばこも吸わず、お酒も飲まない人が、食道がんになることは稀《まれ》です。

また、熱い飲食物は食道粘膜を傷つけ、発がんリスクを高めます。熱いマテ茶を好む南米に食道がんが多いことや、熱い茶粥《ちゃがゆ》を食べる習慣のある奈良県・和歌山県にかつて食道がんの罹患率が高かったのはこのためと考えられています。

いっぽう、野菜や果物は、食道がんの「予防効果はほぼ確実」と評価されています。禁煙・節酒ほどの効果はないですが、野菜や果物を積極的に食べましょう。

食道がん予防・要点

●飲酒、喫煙で発がんリスクは、各々4〜5倍に上昇。禁煙・節酒に努めるのはもちろん、たばこを吸いながらお酒は飲まない。
●熱い飲食物でもリスクは上昇するので、なるべく冷《さ》まして食べる。
●野菜・果物の摂取でリスク低下。

前立腺がんの予防法

前立腺がんは65歳以上に多く見られるがんで、年齢が高くなるほど罹患率も増加します。また、日本人は比較的かかりにくく、欧米と比べると罹患率はまだまだ少ないのが現状です。近年、ＰＳＡ検査の普及にともない、罹患率は急増していますが、年齢調整死亡率は減少傾向を示しています。

確立した発がんリスクは年齢（高齢者）、人種（黒色人種）、家族歴など。また、動物性脂肪（飽和脂肪酸）、赤肉、カルシウムや乳製品の摂りすぎなどもリスク要因とされます。

いっぽう、トマトに豊富なリコピン、ビタミンE、セレン、イソフラボンなどの摂取が予防要因との報告もありますが、まだ、確立していません。近年では、進行性のがんに限ると、喫煙や過剰飲酒がリスクになるという報告もあります。

また、前立腺がんの発生機序もはっきりしていません。以前は動物実験により、男性ホルモン（アンドロゲン）が発生に関与しているのではないかと考えられていましたが、疫学的にはこの仮説を裏づけるデータは示されていません。

最近は、成長ホルモンの働きにより産生《さんせい》されるIGF-1（インスリン様《よう》成長因子1）が発がんリスクを高める可能性があるというデータもありますが、まだ一致する見解に至っていないのが現状です。

いずれにしても、高齢者の前立腺がんリスクが高くても、そのほとんどは危険性の低い非浸潤性のラテントがん（症状がなく、死因とはならないがん。「潜在がん」とも言う）です。二〇〇三〜二〇〇五年に診断された前立腺がんの5年生存率は94％でした。

前立腺がん予防・要点

●まだ、確立された予防要因はない。

●PSA検査を受けると、診断される確率が高くなる。

乳がんの予防法

乳がんは近年、増加しています。しかし欧米と比較すると、罹患率、死亡率ともに、まだ半分にも満たないレベルです。

リスク要因は、長期的に女性ホルモン（エストロゲン）にさらされること。早期の初潮、閉経の遅延《ちえん》、高齢初産《ういざん》、出産・妊娠の経験がない、高身長（成長期の発育が良いと身長が高くなり、初潮年齢が早くなりやすい）などがハイリスク群に含まれます。また、閉経後には肥満者では、脂肪細胞からエストロゲンが生成され、乳がんのリスクを高めます。

過剰飲酒もエストロゲン代謝などに影響して発がんリスクを高めるほか、経口避妊《けいこう》薬（ピル）や閉経後のホルモン補充療法も確実なリスク要因とされます。さらに、乳がんの良性乳腺疾患の既往者《きおうしゃ》もリスク要因として確立しています。

いっぽう、授乳は乳がんリスクを確実に下げると評価されています。また、適度な運動はほぼ確実な乳がん予防要因とされるとともに、大豆製品に含まれるイソフラボン（エストロゲン様物質）が体内のエストロゲン作用に拮抗《きっこう》し、乳がんを抑制するのではないかという指摘があります。

日本人を対象に実施した私たちの多目的コホート研究でも、イソフラボン摂取量の多い女性ほど、閉経後に発生する乳がんのリスクが低いことが示されました。つまり、大豆製品には乳がんリスクを低くする可能性があるということです。

乳がん予防・要点

- ●授乳は、確実な予防要因である。
- ●適切な体重を維持する。
- ●運動習慣を身につける。
- ●過剰飲酒を控える。
- ●大豆製品（イソフラボン）が不足しないようにする。

子宮がんの予防法

子宮がんは、主に子宮頸がんと子宮体がんに分けられます。

子宮頸がんは、性行為によるヒトパピローマウイルスの感染が確立したリスク要因です。性体験の早い人、性的パートナーが多い人、他の性感染症にかかっている人などは、ヒトパピローマウイルス感染のリスクを高めます。これらのリスク要因がある人は、何より子宮頸がん検診を受けましょう。検診により、前がん病変である子宮頸部異形成《いけいせい》などの発見につながり、その治療によって子宮頸がん罹患のリスクを下げる効果が期待されます。

喫煙も確立したリスク要因ですから、予防のためにも禁煙を実行してください。

子宮体がんは、女性ホルモンにより増殖するタイプとエストロゲンに関係なく発生するタイプがあり、確立したリスク要因として、閉経年齢が遅い、出産経験がない、肥満、エストロゲン分泌性腫瘍が挙げられます。

また、糖尿病、高血圧、乳がん・大腸がんの家族歴もリスク要因と考えられていま す。いっぽう、身体活動がほぼ確実にリスクを下げると評価されています。

子宮がん予防・要点

- ●禁煙する。
- ●不特定多数との性交渉は避け、ヒトパピローマウイルス感染を防ぐ。
- ●運動をして肥満を避け、糖尿病にかからないようにする。
- ●定期的に子宮頸がん検診を受ける。

その他のがんの予防法

・腎《じん》細胞がん

尿を作る尿細管《にょうさいかん》細胞から発生する腎細胞がんの好発年齢は50〜70代で、男性の罹患率が高いという特徴を持っています。その確立したリスク要因は、喫煙と肥満。その他に高血圧、血圧降下剤、利尿剤、鎮痛剤（フェナセチン含有）などがリスク要因候補ですが、まだ、はっきりしたことはわかっていません。

また、フォン・ヒッペル・リンドウ病、結節性硬化症《けっせつせいこうかしょう》、多発性嚢胞腎《のうほうじん》など遺伝性の病気があると発生しやすいため、家族歴もハイリスクの要因です。予防にはまず禁煙、そして肥満を避けることが大切です。

・膵臓がん

膵臓がんは、これまでは発生率が低いことなどで研究が限られているため、発生機序や発生原因について、まだはっきりしたことはわかっていません。

しかし、確実なリスク要因は喫煙と肥満。他に、若年期の高成長、成人期の高身長、20歳までの高BMIなどもリスク因子と考えられています。また、糖尿病、過剰飲酒による慢性膵炎も、リスクを高めるという報告も出ています。ただし、日本人やアジア人などの高度の肥満者が少ない集団では、肥満と膵臓がんとの関連は、これまでのところ見出《みいだ》されていません。

・口腔がん

舌、歯肉《しにく》、頬《ほお》の内側、口蓋《こうがい》など口のなかにできるがんは、すべて口腔がんと言われています。その確実な発がんリスクは、喫煙と過剰飲酒。特に、喫煙は全口腔がんの原因の80%と指摘されているほどです。また、食道がんと同様に、熱い飲食物もリスクを高めることはほぼ確実です。予防には禁煙、節酒、熱い飲食物を避けることが求められます。ヒトパピローマウイルスとの関連を示す研究もあります。

・膀胱がん

腎臓で作られた尿は腎盂《じんう》、尿管を経由して、膀胱に集まりますが、これらの臓器の内腔は移行上皮《いこうじょうひ》という粘膜で覆《おお》われています。このため、これらの臓器に発生するがんは尿路上皮がんと総称されます。そして、尿路上皮がんのなかで、もっとも多く発生するのは膀胱がん。罹患率は60歳以上から増加し、約4対1の割合で男性に多く発生しています。

確実な原因は喫煙で、男性の膀胱がんの約70％はたばこが原因という試算もあります。その他、化学工場やゴム工場などで使われるナフチルアミン、ベンジン、アミノビフェニルなどの化学物質の曝露も確立した発がん要因です。したがって、このがんの予防には、まず禁煙することです。

その他のがん予防・要点

●ここで紹介したすべてのがんの発生にたばこが関与。喫煙は肺がんだけでなく、ほとんどすべてのがんの確実なリスク要因。がんを予防するには、禁煙がもっとも大切。

●過剰飲酒も、確実にがんの発生リスクを高める。お酒を飲むなら、節度を持った飲酒習慣を身につける。

第5章

確率にもとづく がんを防ぐ自己管理

年齢とがん（好発《こうはつ》年齢）

まず、図表25を見てください。これは、厚生労働省の「人口動態統計（二〇一三年）」によるもので、日本人の死因を病気別に見たものです。

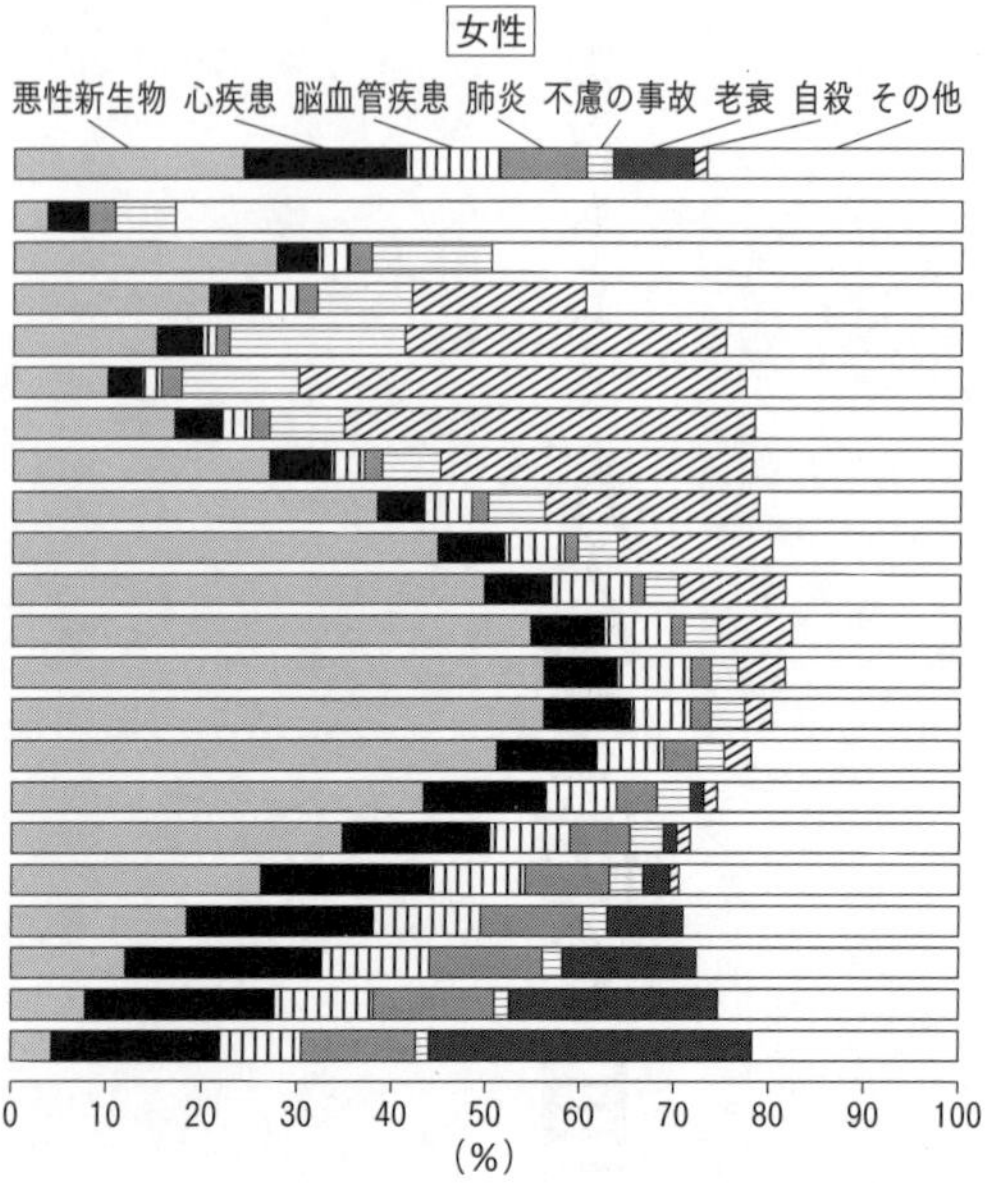

（厚生労働省「人口動態統計」）

45～89歳までの男性は、悪性新生物（がん）による死亡が最大の原因ですが、65～69歳でピークとなり、その後、その割合は下がっていきます。

女性では、35～84歳において、がん死亡が最大

図表25　性・年齢階級別による死因の構成割合

男性

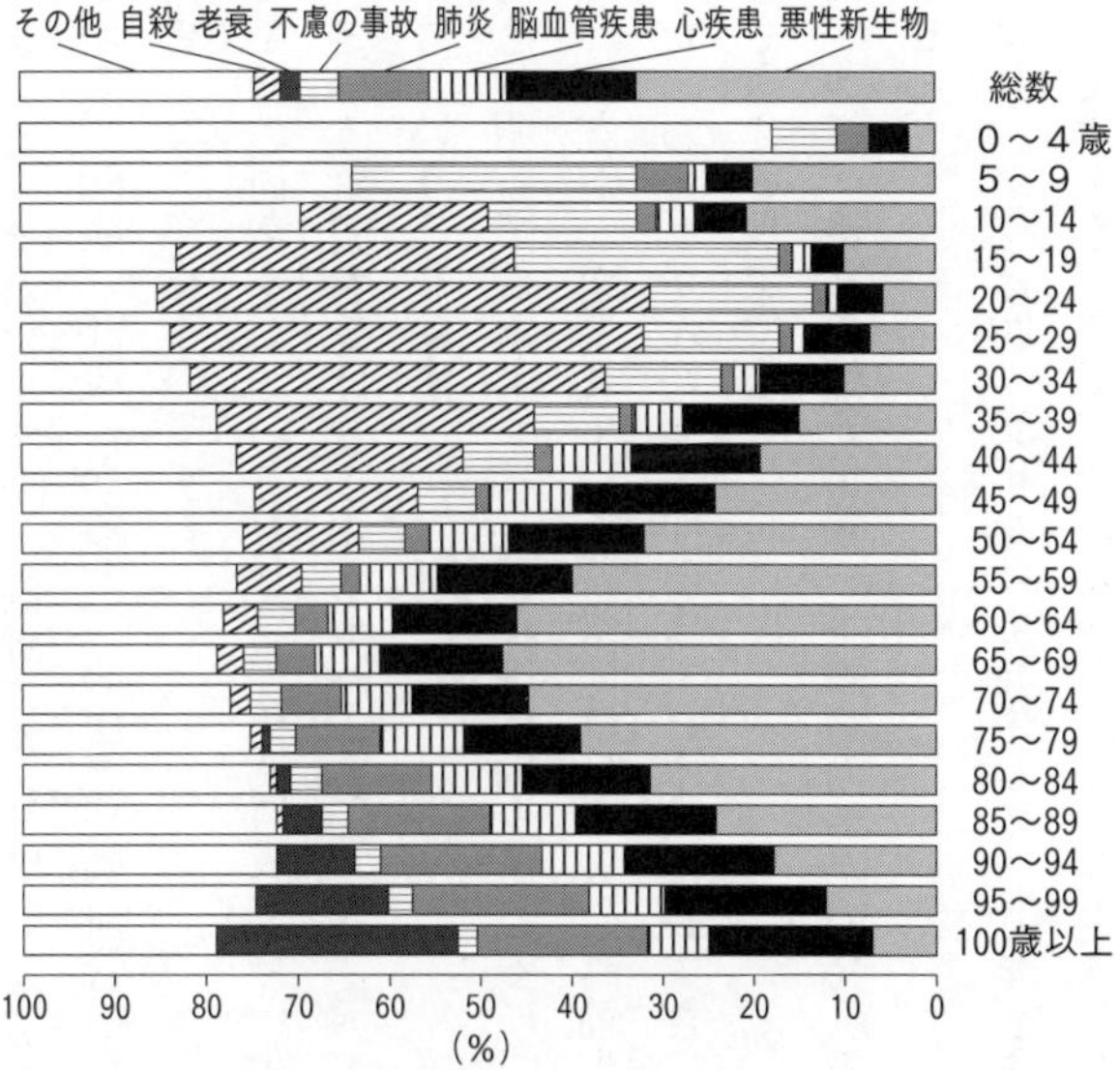

の原因ですが、55～59歳がピークとなり、以降は低下します。

すなわち、働き盛りで、家庭的にも重要な役割を担っている世代が死亡する場合、その最大の原因はがんであるということです。特に、女性においては、50代で死亡する場合は、約60%ががんによるものとなります。

ここまで、がんは高齢者に発生しやすいと説明してきました。それは事実で、高齢になればなるほど発生率も死亡率も高くなります。しかし、80歳、90歳になると、心疾患、脳血管疾患、肺炎などによる死亡が相対的に大きくなってくるのです。

がん予防の研究をしていると、「がんは何歳くらいから気をつけなければならないのか」という質問を受けることも少なくありません。すなわち、「がんの好発年齢はいつか」ということです。

何度も説明してきたように、がんは年齢を重ねるにつれ、発生率は高くなります。これは、現在がんが増えている背景には日本人の高齢化が原因としてあり、第1章で説明したとおり、がんが発生するまで日本人は長生きできるようになったという負の遺産とも言える現象です。

したがって、がんの好発年齢や年齢別のがんの発生率を気にしても、あまり意味はありません。

それより、がんは20〜30年かけて発生して、さまざまな症状を現わし、最終的に命を奪うのですから、まず、若い時からがんを発生させない生活習慣を身につけることが大切なのです。

がん予防、世界でもっとも理想的な民族は？

では、がん予防において、理想的な生活習慣や食生活を有《ゆう》する、日本人が目標とすべき民族はどこにいるのでしょうか。

雑誌、テレビでは「世界の長寿村に学ぶ」などの特集が組まれたり、数多くの食事法やダイエット法が取り上げられたりしています。しかし私は、特別な食事法などは、多くの日本人には無用と思っています。なぜなら、日本人女性は前述のとおり、世界一長寿です。がんの死亡率も年齢調整を行なえば、先進国中もっとも低く、心血管障害で命を落とす人もＷＨＯ統計によれば、世界で最低レベルです。

この背景には、医療体制や皆《かい》保険制度など公的な環境整備もありますが、日本人女性の喫煙率や飲酒率の低さ、適度な身体活動による適切な体重管理などが指摘されるほか、和食を中心とする食事が健康を支えていると思うからです。

したがって、世界中のあらゆる民族のなかで、もっとも健康面で理想的な人は、日本の女性たちです。世界の長寿村や外国の食事法や健康法をまねるより、もっとも身近な日本人女性を見習ったほうがいいのです。

なぜ、男性はがんになりやすいか?

いっぽう、日本人男性も、BMIでは韓国などとともに世界でもっともやせているグループに属します。

この背景には、女性と同様に日本食のメリットがあるわけですが、そのベネフィット(利益)を打ち消してしまうのが、喫煙と過剰飲酒であり、それらが日本人男性の発がん率を高めています。

事実、欧米のがんの年齢調整死亡率は、喫煙率の減少をひとつの背景として一九八〇年代から減少傾向にあるのに対して、日本人男性のそれが減少に転じたのは一九九〇年代半ばからで、最近では、アメリカ人のがん死亡率よりも高いのです。

第2章でも触れましたが、たばこは最大の発がん物質です。先進国のなかで、日本人男性の喫煙率と飲酒率は圧倒的に高く、男女比の喫煙率で大きな差があるのは日本、韓国、中国などです。ここには「女性はたばこなど吸ってはいけない」という伝統的な考え方が流れているでしょうが、この喫煙率の高さが男性だけではなく、女性のがんも増やすことが問題なのです。

たとえば、夫婦間で夫がたばこを吸うと、妻が副流煙を吸い込み、発がんリスクを高めることを忘れてはいけません。喫煙はもはや、喫煙者だけの問題ではないのです。

アンジェリーナ・ジョリーの選択をどう理解するか？

二〇一四年五月、アメリカの女優アンジェリーナ・ジョリーさんの「乳がん予防のために両乳房を切断（両側乳腺摘出《てきしゅつ》）した」という告白は、アメリカ人だけではなく、日本人にも大きな衝撃を与えました。

特に、欧米に比べ乳がんの発生率の低い日本人女性には、「まだ、がんにもなっていないのになぜ？　まして世界的な女優さんが……」と理解できない人も少なくないのではないでしょうか。

しかし、彼女には特殊な事情がありました。それは、「ＢＲＣＡ１」という乳がんを引き起こしやすい遺伝子変異（５％程度以上の人が持っているありふれた遺伝子の違いは「遺伝子多型《たけい》」と言われ、頻度が少ない珍しい遺伝子の違いに用いる遺伝子変異と区別される）を持っていたことです（図表26）。

この遺伝子変異を持っている人の割合は１％未満ですが、ユダヤ人に多く、特にアシュケナージ系ユダヤ人（主に欧州から移住してきたユダヤ人を指す）は82人に１人の確率で存在すると報告されています。

さらに、彼女には、母親ががんで10年間闘病し、56歳で亡くなったという家族歴がありました。このため、「今後、乳がんになる確率は87％、卵巣がんになる確率は50％」と主治医に診断されたのです。

アンジェリーナ・ジョリーさんは「現実を知り、できる限りリスクを最小にするために、乳房切除手術を決めた」と話しています。その結果、彼女の乳房切除後の乳がんリスクは５％以下に低下したということです。

では、日本人はどうでしょう。

図表26 遺伝子変異との関連が明らかながんの例

遺伝子	関連するがん	頻度	相対リスク	医療的介入
BRCA1	乳がん	1/166〜1/1000 1/82（アシュケナージ系ユダヤ人）	32 （40〜49歳）	マンモグラフィーやＭＲＩによる検診、予防的切除
MSH2	大腸がん	1/5800	13.1 （30歳まで） 9.3 （50歳まで）	内視鏡、がん診断後の予防的大腸切除
APC	大腸腺がん	1/13000	19（生涯）	内視鏡、予防的大腸切除
RET	甲状腺髄様《ずいよう》がん	1/200000	125（生涯）	予防的甲状腺切除

（Robson ME, et al. J Clin Oncol 2010;28:893-901. Table 1）

がんの発生リスクを管理するためには、彼女の選択も参考になるのかもしれません。

乳がんもしくは卵巣がんを罹患した人（親兄弟に少なくても1人以上の罹患者がいる患者）を対象にした最近の日本の研究は、135人中36人がBRCA1、もしくはBRCA2を持っていたと報告しています。

つまり、日本人の乳がん・卵巣がん患者の26・7％は遺伝の影響がある、と示しているのです。

また、BRCA1、2に変異があると、70歳までの乳がん発生リスクは41〜90％、生涯の卵巣がん発生リスクは8〜62％に高まるとする報告もあります。これらのデータを踏まえれば、BRCA1、2を持つ日本人も、予防的に乳房や卵巣を切除したほうがいいと思うかもしれません。

この影響かどうかわかりませんが、日本の遺伝性乳がん・卵巣がん症候群（HBOC）治療のさきがけとも言える聖路加《せいるか》国際病院やがん研有明《ありあけ》病院では、遺伝子カウンセリングや遺伝子検査を受ける人が最近、増加しているそうです。

聖路加国際病院では、「HBOCのリスク軽減乳房切除術および両側卵巣卵管切除術」を実施する体制を、院内の倫理審査委員会の承認を得て、整えており、実際に実施例もあるとのことです。

それだけ、女性、特に家族歴のある女性にとって、乳がんに深く関連するBRCA1、2の有無は、切実な問題ということでしょう。

がん予防と確率論

アンジェリーナ・ジョリーさんのように、乳がんリスクを低減させるために、乳房を切除する日本人女性は、どの程度いるでしょうか。

彼女は、乳房切除術を選択することで、乳がん発生リスクが87%から5%以下と17分の1〜18分の1以下に低減しましたが、乳房切除術や乳房再建術による身体的な侵《しん》襲《しゅう》とそれにともなうコスト、何より、女性が乳房を失う喪失感に襲《おそ》われたでしょう。これらは、乳がん予防における乳房切除の大きな不利益ですが、がん予防における最大目標は命を守ることであり、大きな利益を得たと言えるでしょう。

がんのリスク管理は、「病気にかかる確率が何倍になる」「何分の1に減少する」だけではなく、「防ごうとしている病気がどのくらいの確率で起こるか」も考えなければなりません。

日本人女性の乳がんによる死亡率は、近年増加傾向にありますが、欧米に比べて約3分の1程度（図表27）。つまり、日本人女性が一生のうちに乳がんで死亡する確率は約1・4%で、アメリカの約4%と比べると低いのが現状です。また、日本人の乳がんの生涯罹患確率は約6%です。

この日本人の罹患・死亡リスクに対する評価には、さまざまな意見があるでしょう。

たとえば、「100人中6人に乳がんが発生するなら、けっして低い数字とは言えない」。あるいは、「女性の全部位の生涯にわたるがん発生率は40・5%、死亡率は15・9%。そうであれば、乳がんだけをことさら気にすることもない。日本人の平均的乳がん発生率の6%を、乳房を全摘してまで18分の1の約0・3%にしても意味がない」と考える人もいるでしょう。

ここで思い出していただきたいのは、第1章で説明したタモキシフェンやアスピリンのがん予防効果についての話です。これらの薬は、確かに乳がんや大腸がんの発生率を低減させます。しかし、副作用として、子宮体がんや循環器疾患のリスクを高めます。つまり、がんの予防には、ベネフィットとリスクが絶えずつきまとうということです。

治療は、現に症状がある患者さんが対象であるのに対して、予防は健康な人が対象であり、将来起こるかもしれない病気に対するものであるという根本的な違いがあります。起こる確率が小さければ、ほとんどは無駄に終わるので、少なくともリスクはないか、あっても小さくなければなりません。

図表27 乳がんの罹患率・死亡率

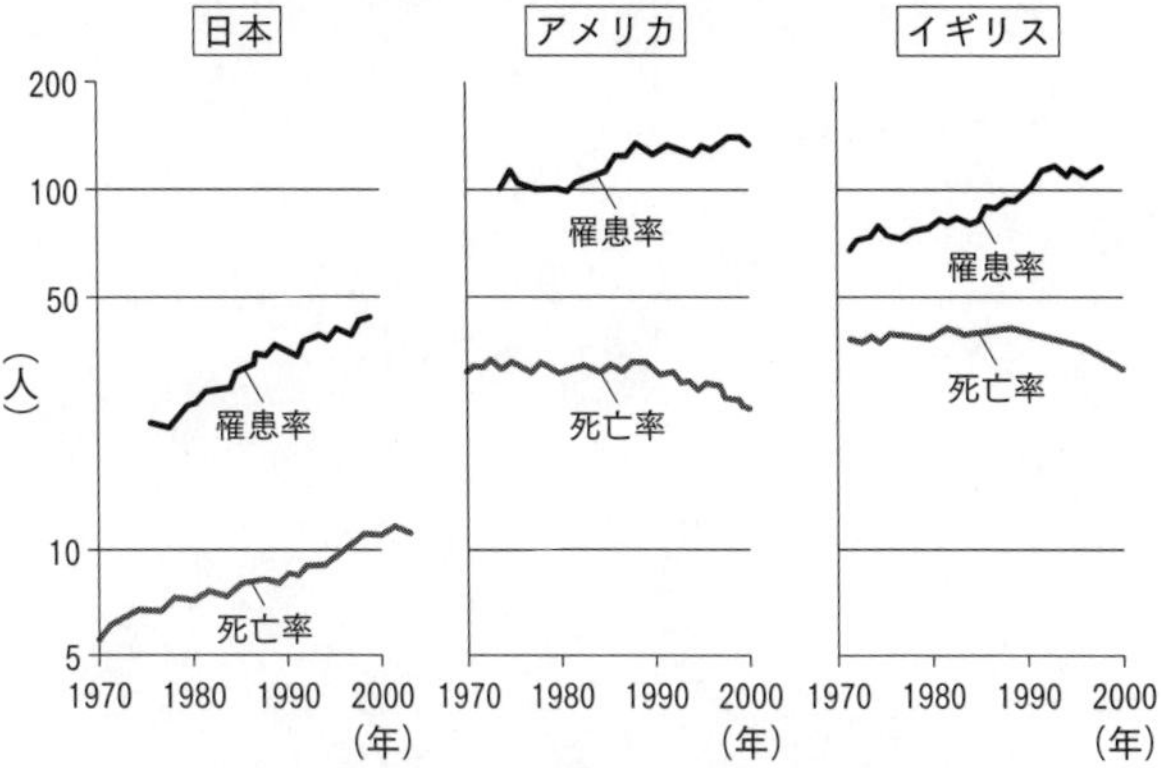

※10万人あたりの年齢調整率。年齢調整は欧州標準人口による

その意味からすれば、アンジェリーナ・ジョリーさんのようにきわめて特異な人を除き、一般的な日本人女性が大きなリスクを抱えながら、乳房切除による乳がん予防の意義は高くないと思います。

がんのリスクをマネージメントするためには、再三述べるようですが、ベネフィットとリスクのバランスを取ることが重要なのです。

次章では、がん検診のベネフィットとリスクを説明していきますが、誰もが有効と思うがん検診も、実は単純ではない問題を抱えているのです。

第6章

誤解しやすい がん検診

がん検診は必要か？

がんを予防するために、がん検診や人間ドックを受けている人が多いようです。「自分自身の健康を守る」「がんを予防するために検診を受ける」という意識は、とても大切ですが、がん検診はがんを予防するのでなく、発生したがんの早期発見と早期治療により、命を守るためにある、とまず理解してください。

第1章で触れた「がん対策基本法」のなかにも、国民が守るべき責務として「がんに関する正しい知識を持ち——必要に応じ、がん検診を受けるよう努めなければならない。」と明記されています。では、なぜ、がんの早期発見が重視されるのでしょうか。

それは、究極的には「がんによる死亡を回避できるから＝5年生存率が高まるから」に尽きます。

がん検診による早期発見は、早期治療に結びつき、侵襲性の少ない治療の恩恵を受けることができ、その後のＱＯＬ（＝Quality of Life。生活の質）が高まる恩恵も評価しなければいけませんが、最大の恩恵であり評価しやすい指標である、がん死亡率の

図表28　がんの5年相対《そうたい》生存率

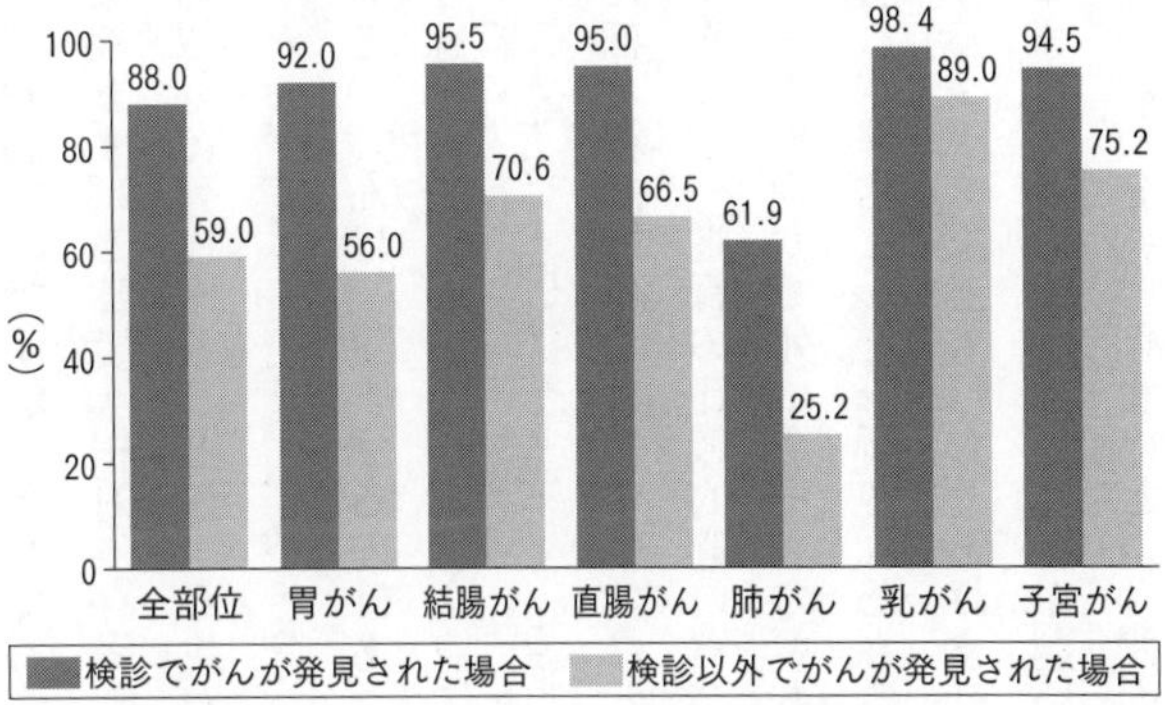

※2006年診断患者

(神奈川県立がんセンターの調査)

減少という側面から、話を進めていきたいと思います。

図表28は「検診でがんが発見された場合」と「検診以外でがんが発見された場合」の5年生存率を比較したものです。

それによると、胃がんを検診で発見した場合の5年生存率92・0％に対し、検診以外では56・0％、肺がんのそれは順に61・9％、25・2％、全部位では88・0％、59・0％と、いずれもがん検診で発見された場合は、5年生存率が明らかに高いことが示されました。

ただし、乳がんの場合は、検診以外で発見された場合でも、5年生存率が89・0％

と比較的高いのですが、それでも検診で発見されれば、ほぼ100%近い5年生存率になります。ここで「相対生存率」という用語が用いられていますが、これは、そのがん以外で死亡することによる生存率の低下を補正した生存率を意味します。

しかし、「5年生存率が高まる」のは「がんを前倒しで診断しているので、少なくともそのぶんは長生きするのはあたりまえ」という見かたや「検診を受けるような人は、もともと健康意識が高く、経済的にも恵まれているので、良い治療を受けられる」「1年に1回検診を受けても進行の早いがんなどには対応できずに、進行の遅いがんほど検診で見つけやすい」など、がん検診に対する疑義があるのも事実です。

がんには、進行の比較的遅い胃がんや大腸がんなどがある半面、見つかってから半年から1年程度で死に至るものもあります。たとえば、背・腰痛を訴《うった》えて整形外科を受診し、異常なしと診断されたものの、精密検査で膵臓がんが見つかり、半年後に死亡するケースなども珍しくありません。

つまり、がん検診は、進行が遅いがんは比較的発見されるものの、進行の早いがんはなかなか発見できないという側面があります。

そして、がん検診で発見される進行の遅いがんのなかには、その人が他の病気などで寿命を全《まっと》うするまでに発見されなくても症状をもたらしたり、死に至らしめたりしないがんが含まれていることが明らかになってきました。そのようながんの診断を「過剰診断」と称しており、がん検診における最大の不利益として、現在大きな議論を呼んでいます。

このため、「がん検診は百害《ひゃくがい》あって一利《いちり》なし」と言う医師もいますが、私は「がん検診には利益もあるし、害もある」という立場です。具体的には、次項以降述べていきますが、まず「科学的根拠にもとづいた有効ながん検診」と「必ずしも必要でない検診」があることを理解してください。

がん検診はほとんど無駄になる!?

では、「科学的根拠にもとづいた有効ながん検診」とは、具体的にどのようなものでしょう。

まず、がん検診は健康な人（がんにかかっていないと思われる人）が対象なので、ももともと、がんになりにくい生活習慣を実践し、家族歴もないといった、がんリスクの少ない人のがん検診は、効率的ではない側面があります。

また、自覚症状などから医療機関でがんと診断されても、5年生存率で示したように、すべてのがんが治癒《ちゆ》できないわけでもありません。がん検診により早期発見しなくても、がんで死亡するとは限らないのです。

たとえば、日本人女性が乳がんにかかる確率は4・9%（75歳まで）、6・2%（生涯）、死亡率は順に1・0%、1・4%です（図表29）。したがって、統計的には、75歳までの日本人女性の99%は乳がんで死ぬことはないので、乳がん検診は多くの女性にとって結果的には不要である、と言えます。

いっぽう、マンモグラフィーによる乳がん検診を定期的に受診することで（死亡リスクが約20~30%下がると評価されている）、75歳までの乳がん死亡リスクが、1%から0・7~0・8%に下がるという利益をもたらします。

余談ですが、喫煙者が禁煙することにより、なんらかのがんになる確率は約30%下がることが期待できます。なんらかのがんにかかる確率は男女ともにおよそ2人に1

図表29 部位別がんの累積罹患率・累積死亡率

男性

部位	罹患(%)		死亡(%)	
	75歳	生涯	75歳	生涯
全部位	27.8	53.6	11.0	26.1
食道	1.2	1.9	0.7	1.2
胃	6.0	10.9	1.8	4.1
大腸	4.5	8.1	1.3	2.9
肝臓	2.3	3.8	1.3	2.7
胆のう・胆管	0.5	1.5	0.4	1.1
脾《ひ》臓	0.9	1.9	0.9	1.7
肺	3.6	8.6	2.4	6.3
悪性リンパ腫	0.7	1.3	0.3	0.7
白血病	0.4	0.7	0.3	0.6
前立腺	2.9	6.2	0.3	1.4

女性

部位	罹患(%)		死亡(%)	
	75歳	生涯	75歳	生涯
全部位	20.4	40.5	6.2	15.9
食道	0.2	0.4	0.1	0.2
胃	2.3	5.5	0.7	2.0
大腸	2.9	6.7	0.8	2.3
肝臓	0.8	2.0	0.4	1.3
胆のう・胆管	0.4	1.6	0.3	1.0
脾臓	0.6	1.9	0.5	1.5
肺	1.5	3.9	0.8	2.1
悪性リンパ腫	0.5	1.1	0.2	0.5
白血病	0.3	0.5	0.2	0.4
乳房	4.9	6.2	1.0	1.4
子宮頸部	0.8	1.1	0.2	0.3
子宮体部	0.8	1.0	0.1	0.2
卵巣	0.7	1.1	0.3	0.5

※累積罹患率は2005年、累積死亡率は2009年の推計。75歳までは、データにもとづき計算

（国立がん研究センターがん対策情報センター「がん情報サービス」）

人、75歳までに限ると男性27・8%、女性20・4%ですから、この確率が30%も下がる効果は、特定部位のがん検診を定期的に受けて、そのがんによる死亡リスクを30%下げることよりも、圧倒的に大きな恩恵をもたらします。

　さらに、心筋梗塞、脳梗塞、糖尿病、呼吸器疾患などの多くの重大疾病のリスクが下がるというおまけもついてきます。

検診には、がんにより死亡したであろう人の命を救うという利益をもたらす半面、健康で自覚症状もない大勢の人に対して、言い換えれば、結果的には無駄になるがん検診を受けてもらわなければいけない側面があり、検診そのものの効率性も問題になります。

したがって、大勢の人にがん検診を行なうことにより得られるであろう利益とそれによりもたらされる不利益について、きちんと評価したうえで、実施する必要があるのです。

そして、このような評価をするためには、大勢の人を対象として、ランダムに検診を受けるグループと受けないグループに割り付けて長期間追跡し、各々のグループにおける利益と不利益を定量的に比べるランダム化比較試験が必要になり、欧米などにおいては、がん検診を導入するに際しては必ず実施されています。

USPSTF（アメリカ予防医療サービス作業部会）では、複数のランダム化比較試験の成績などを評価して、健康な人を対象として行なう予防や検診などの医療サービスについて「科学的根拠にもとづいた推奨」を提言しています。

それによると、Aグレード「総合的利益が大きいことは確実なので推奨する」は二〇一四年時点で、大腸がん検診（50〜75歳を対象とした便潜血《べんせんけつ》、S状結腸鏡、大腸内視鏡による検診）、子宮頸がん検診（21〜65歳を対象とした3年ごとの細胞診および30〜65歳を対象とした5年ごとの細胞診）とHPV検査の併用だけです。

Bグレード「総合的利益が中《ちゅう》程度であることは確実、または中程度から大きいことはおそらく確実なので推奨する」は、50〜74歳を対象とした2年ごとのマンモグラフィーによる乳がん検診、55〜80歳の重度喫煙者か禁煙後15年以内の過去の重度喫煙者に対する低線量肺がんCT検診です。

そして、AかBの判定を受けた検診については、アメリカの医療保険制度改革（いわゆるオバマケア）のなかで、二〇一〇年より健康保険による無償提供が義務づけられるようになりました。

いっぽうで、A、Bグレードの大腸がんや乳がん検診においても、76〜85歳を対象とした大腸がん検診や50歳未満を対象とした2年ごとのマンモグラフィーによる乳がん検診は、Cグレード「総合的利益が少なくても小《しょう》程度はあるのがおそらく確実なので、一律ではなく利益が期待できる個人に対して推奨する」でした。

さらに、自己触診の指導による乳がん検診、85歳以上を対象とした大腸がん検診、適切な検診を受けてきた高リスクでない65歳以上や21歳未満の子宮頸がん検診については、Dグレード「総合的利益がない、あるいは、不利益が上回ることがおそらく確実なので推奨しない」と判定されています。

つまり、同じ部位のがん検診でも、検査内容や対象年齢によってその評価は異なるため、誰に対しても何がなんでも大腸がん、子宮頸がん、乳がん検診を受けなさい、と推奨しているわけではないのです。肺がん検診も非喫煙者には推奨していません。

他のがん検診は、現時点で利益と不利益に関して判定するだけの十分なデータがないこともあり、A~Cグレードに判定されている検診はありませんが、PSA検査による前立腺がん検診、卵巣がん検診はDグレードとなっています。

アメリカの大腸がんと子宮頸がんの年齢調整死亡率については、検診が広く普及した結果を反映してか、減少傾向にあり、同時に、検診により大腸腺腫や子宮頸部異形成などの前がん病変が検出されて処置されることを反映して、罹患率も同時に低下傾

図表30 科学的根拠にもとづくがん検診

対象臓器	効果のある検診方法	対象と頻度
胃	胃X線、胃内視鏡	40歳以上の男女 年1回
子宮頸部	細胞診	20歳以上の女性 年1回
乳房	視触診とマンモグラフィーの併用、 マンモグラフィー単独	40歳以上の女性 2年に1回
肺	胸部X線と喀痰《かくたん》細胞診(喫煙者のみ)の併用	40歳以上の男女 年1回
大腸	便潜血検査、大腸内視鏡	40歳以上の男女 年1回

(国立がん研究センターがん予防・検診研究センター「科学的根拠に基づくがん検診」)

向にあり、対策としてのがん検診がうまくいった成功例とも言えるでしょう。

図表30は、日本人を対象としたがん検診における、国立がん研究センターがん予防・検診研究センターの評価で、その対象と頻度は厚生労働省が推奨しています。

これは、罹患率、死亡率の減少効果が期待でき、かつ総合的利益も相応に大きいと思われるものです。

厚生労働省では、40歳以上の男女ともに年1回の胃、肺、大腸がん検診を、女性はこれらに加え、子宮頸部(20歳以上)、乳房(2年に1回)の検診をすすめています。

がん検診の利益と不利益

ここで、がん検診の利益と不利益を改めて考えてみましょう。

前項で「がん検診はほとんどの人にとって無駄になる」と説明しましたが、「がん検診で、がんの疑いなしと診断されれば安心できる」人が多いのではないでしょうか。言い換えれば、「がん検診が無駄になるのは大歓迎。安心するためにがん検診を受けているようなものだから……」と。

がん検診の利益には、もちろん「安心感を得る」ことも含まれますが、最大の利益は真陽性者《しん》(がんにかかっている人)の早期発見によって、「がん死亡を回避する」ことです。さらに、早期発見・早期治療により最小の手術・治療ですむことがあり、それによって「がん患者さんのＱＯＬの向上」「がんにともなう医療費の削減」などが期待できることです。

しかし、もし検診で「がんが疑われる(偽《ぎ》陽性)」と診断されたらどうでしょう。おそらく医師に精密検査をすすめられ、多くの人は不安を抱《いだ》きながら時を過ごし、検査を受けることになるはずです。そして、身体的な苦痛や、検査による合併症のリスク、精密検査にともなうコストも負担しなければなりません。

その結果、がんが見つからなければ、より強い安心感を受けるでしょうが、結果的には不要な検査で身体に負担を与えたという事実は残ります。また逆に、本当はがんがあるのに見逃される患者さん（偽陰性者）もいます。それらの人たちは、検診によりみすみす早期治療の機会を失ってしまいます。

つまり、がん検診の不利益とは、「偽陽性者への不必要な検査・不安」「検診・精密検査による合併症」「偽陰性者の治療遅延」、先にすこし触れた「寿命に比べて臨床的に意味のないがんの診断・治療（過剰診断・過剰治療）」と言えるでしょう。

したがって、がん検診は、科学的根拠にもとづいたメリットとデメリットを比較して、総合的な利益（メリット ー《マイナス》 デメリット）を判断しなければなりません。ここでは、がん検診に対する利益と不利益を比較した研究を紹介します。

まず、がん検診によりメリットを受ける確率を考えてみましょう。がん検診は、高齢になると、余命とのバランスを考えれば見合わなくなり、検診や精密検査による不利益も起こりやすくなるため、生涯にわたって受けることは推奨されません。人によっては80歳、90歳でも、がんで死にたくないと考える方もあるかもしれませんが、ここでは、75歳までに起こるがん死亡を回避することをメリットと仮定します。

75歳までの累積がん死亡リスクは、男性では肺がん2・4%、胃がん1・8%、大腸がん1・3%、またアメリカや日本で検診の対象になっていませんが、前立腺がん0・3%になります(187ページの図表29参照)。女性では乳がん1・0%、大腸がん0・8%、肺がん0・8%、胃がん0・7%、子宮頸がん0・2%です。

これらが、それぞれのがん検診により死亡率減少のメリットを受けられる可能性のある割合です。もちろん、これは確率なので、すべての人は検診の恩恵を受けられる可能性があるとも言えます。

これに対し、メリットを受けることなくデメリットだけを受ける可能性のある日本人は、いずれの検診においても97%を超えていて、ある1年間の検診に限定すれば、100%近くになります。たとえば、60～64歳の男性の1年間あたりの肺がんによる死亡率は、二〇一二年のデータでは10万人あたり約100人ですので、0・1%となります。

また、検診後の要精検率（受診者における精密検査が必要とされる人の割合。ほぼ偽陽性率）は、肺がん2・5%、胃がん9・2%、大腸がん6・8%、乳がん8・6%、子宮がん1・5%というデータがあります。より精度の高い低線量肺がんCT検診になると、10%を超す人が要精検あるいは何カ月か後の再検査などになります。

つまり、日本人の90%以上は、その検診対象の部位のがんで死亡する可能性が低いので、結果的にはがん検診が必要ではなかったことになります。先に「がん検診は無駄になる」と述べたのは、このようなデータがあるためです。

また、検診のメリットを受けられずに偽陽性と診断され、精密検査をすすめられる可能性もけっして少なくないのも問題です。

繰り返しますが、私はすべてのがん検診は無意味であると言っているのではありません。ある程度のメリットが、検診を受けることによるデメリットを上回ることが期待できる検診は受け、そうでない場合や十分な科学的根拠がない場合は、自分にとってどうかをよく考えて受けることをすすめたいのです。

乳がん検診「マンモグラフィー」も慎重に!?

女性が気にするがんと言えば、乳がんと子宮がんでしょう。このため、マンモグラフィーが今や、どの検診においてもあたりまえのように行なわれるようになりました。

マンモグラフィーによる乳がん検診は、先に紹介したUSPSTFの推奨する検診ではBグレード。総合的利益が中程度《ちゆう》はあるであろう、と50~74歳の女性に対して、2年ごとの同検診が推奨されています。

アメリカの受診率は、国を挙げて普及してきた効果もあり、80%を超えているほどです。いっぽう、アメリカ国立がん研究所のがん登録システム（SEER）は、マンモグラフィーが普及すると、死亡率は多少低下するものの、罹患率が急激に増えることを報告しています。

図表31は、40歳以上のアメリカ人女性のデータですが、一九八五年頃にマンモグラフィーによる乳がん検診が導入されると、Early stage（早期がん）の乳がん罹患率が非常に増えているのに対し、Late stage（進行がん）の乳がんはそれほど減らない、

図表31 アメリカの乳がん罹患率

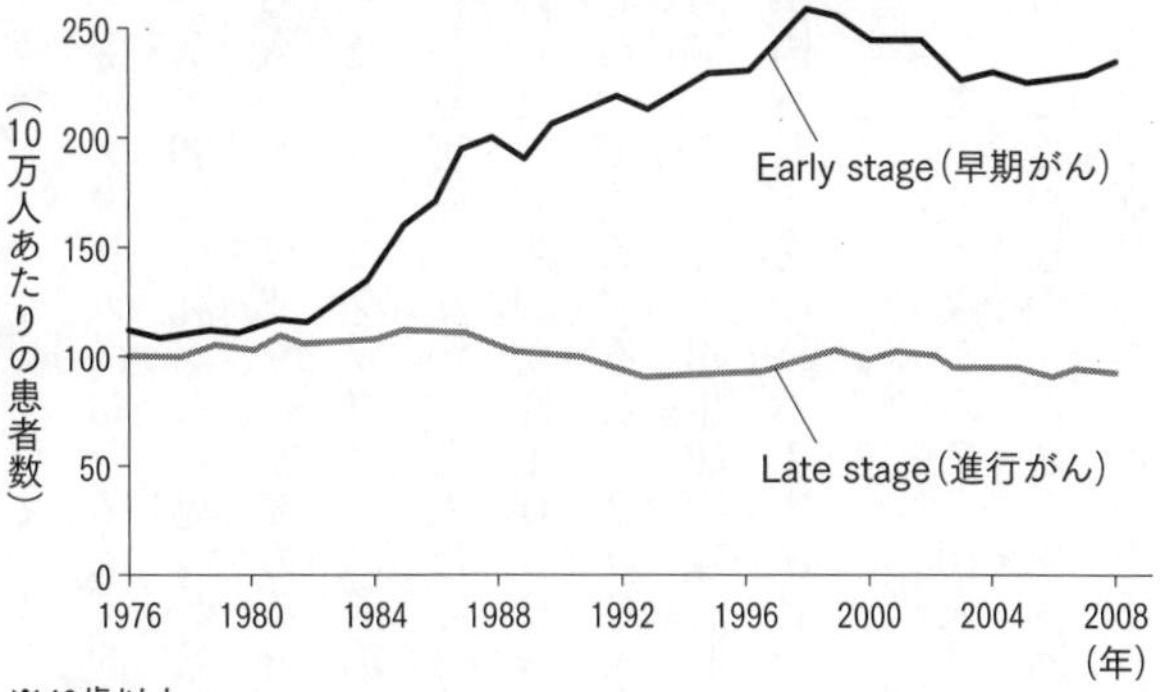

※40歳以上
※アメリカ国立がん研究所の統計

(Welch HG and Black WC, J Natl Cancer Inst 2010;102:605-13.)

という現象を顕著に示しています。

本来、Early stage が増えれば、その増えたぶんだけ Late stage のがんは減少するはずです。しかし、Early stage の乳がんだけが急増したのは、マンモグラフィーの精度の高さ、言わば以前は自覚症状がなく、なかなか見つからなかった乳がんがマンモグラフィーの導入によって発見されているためです。

しかし、乳がんが早期に発見されたからといって、前述のように、進行がんが減ったり、死亡率が大幅に下がったりしたわけではありません。

つまり、発見しなくてもよい乳がんをマ

ンモグラフィーが見つけている、と解釈せざるを得ないのです。

実際、アメリカにおいては、他の病気などで亡くなった40~74歳の女性を剖検《ぼうけん》すると、7~39%に乳がんが見つかるが、生涯乳がんで死亡したり転移により苦しんだりする人の割合は4%程度であるという報告もあります。

また、マンモグラフィーは前項でも触れた「偽陽性の人を増やす」とも言えます。検診を実施しなかった人たちと比較可能なランダム化比較試験からのデータなどを用いると、50歳の女性1000人が毎年マンモグラフィーによる乳がん検診を10年間にわたって受診すると、200~500人が「偽陽性・疑い」との判定を受け、このうち50~200人が生体組織診断（生検《せいけん》）を受診することとなり、5~15人が乳がんと診断され、このうち1人が乳がんによる死亡を回避できることになると試算されています。

そして、このなかの2~10人は、検診を受けなければ、寿命以前には臨床的に診断されることがなかったがんを診断した「過剰診断」にあたり、その治療は「必要のない治療」に帰結しているであろうとしています。

すなわち、1人の乳がん死亡を防ぐためには、1000人の女性の検診が必要であり（放射線被曝とマンモグラフィーによる痛みをともないます）、少なくない偽陽性・針《はり》生検《せいけん》（針を刺して組織や体液を採取する）による心身の負担や過剰診断などの不利益を被《こうむ》らざるを得ないことになります。それでも、1人の命を救うことができると考えれば、無意味なことではないとも考えることができます。

近年では、乳がんの治療効果が高まったこともあり、検診による早期発見のメリットはないのでは、という国際的な評価も見られるようになり、二〇一四年五月には、スイス医療委員会がマンモグラフィーによる乳がん検診の廃止を勧告したことは大きな話題になりました。

アメリカのUSPSTFやわが国においては、マンモグラフィーによる乳がん検診は、デメリットを認めるものの、メリットが上回ることにより、受けることを推奨しています。40～50歳以上の女性は、そのようなデメリットもあることも納得しながら、死亡や転移リスクを下げるという重大なメリットを期待して受けるのがよいと思います。

見つける必要のないがんもある

いっぽう、前立腺がん検診は、マンモグラフィーによる乳がん検診以上の問題を含んでいます。二〇〇三〜二〇〇五年に診断された前立腺がんの5年生存率は94％であり、乳がんの89％と比べても治りやすいがんであることを、まず知っておいてください。

前立腺がんの診断では現在、ＰＳＡ検査が普及しています。ＰＳＡ検査は安価で、受診者にほとんど負担をかけずにできるため、安全で手軽に受けられる検査法として前立腺がん診断に欠かせません。しかし皮肉にも、安全で負担が少ないＰＳＡ検査のメリットが、ＰＳＡ検査のデメリットを増幅しているのです。

図表32は、アメリカの前立腺がんの罹患率・死亡率のデータです。これを見ると、罹患率は検診が普及した一九八五年以降に急増してピークを形成後、一九九〇年代に急落し、その後は漸増《ぜんぞう》からやや右肩下がりという傾向を示していますが、死亡率はほぼ横ばいからやや減少傾向にあります。

つまり、マンモグラフィーによる乳がん検診と同様に、罹患率は明らかに高めるも

図表32 アメリカの前立腺がん罹患率・死亡率

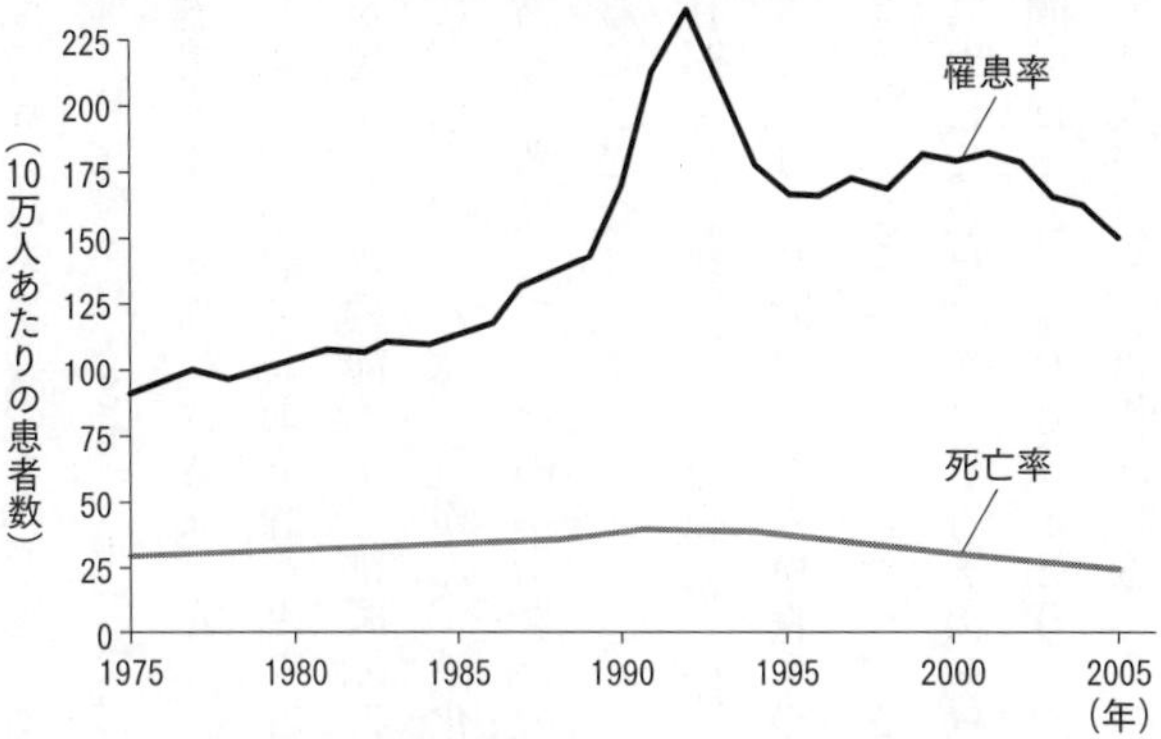

※アメリカ国立がん研究所の統計

（Welch HG and Black WC, J Natl Cancer Inst 2010;102:605-13.）

のの、死亡率を大きく低減させる効果は認められません。しかも、ＰＳＡ検査で前立腺がんが疑われると、前立腺針生検による痛み、体への負担、不安など、検診のデメリットが心身を襲います。

ここで思い出してほしいのは、第１章でも説明したように、前立腺がんは「男性が高齢になれば誰でもかかる可能性の高いがんだが、進行しても死に至る可能性は非常に少ない」ことです。

もちろん、骨転移《こってんい》などを起こす悪性度の高い転移性の前立腺がんなどもありますが、頻度はそれほど多くありません。

つまり、前立腺がんのかなりの割合は、

早期で見つける必要のないがんであり、日本人男性が75歳までにかかる可能性は2・9％（死亡確率0・3％）、生涯では6・2％と罹患確率の高さに比べて、死亡確率は生涯でも1・4％にすぎません。

しかし、検診で「前立腺がんの疑い」と診断され、精密検査を受ければ、針生検による感染症、性機能不全、排尿障害などの合併症に悩まされるリスクもあります。さらに、前立腺がんは、乳がん、消化管のがん、子宮がんなどと異なり、体の内部深くにある臓器なので、その手術などの治療による侵襲やその後の合併症などにも悩まされることになります。

乳がんと同様に、前立腺がん検診の利益と不利益に関するデータもあり、こちらは、アメリカ政府がＰＳＡ検査を受ける前の参考のためにホームページ（http://www.cancer.gov/cancertopics/factsheet/detection/PSA）で公開しています。

これによれば、1000人の男性（55～69歳）が、1～4年ごとにＰＳＡ検査を10年間受けると、100～120人が偽陽性となり、不安を抱えながら針生検を受け、110人ががんと診断される。そのなかの少なくとも50人が治療合併症に悩まされるものの、死亡を回避できる男性は0〜1人にすぎず、4〜5人は前立腺がんで亡くなると推計しています。

いっぽう、PSA検査による前立腺がん検診を受けなかった場合は、同数の集団で、前立腺がんによる死亡は5人ということですから、検診を受けても受けなくてもその1000人の集団における前立腺がん死亡数はほとんど変わらず、もし20％の死亡率減少効果があったと仮定すると、1人の死亡を回避できることになります。

したがって、1000人の検診により0〜1人の命を救えるのに対し、数十人から100人近くの必ずしも必要のない前立腺がんの診断、すなわち過剰診断をもたらす可能性があり、前立腺がん検診の不利益は、乳がんに比べてもかなり大きいと言わざるを得ません。

アメリカでは、前立腺がんによる生涯の死亡や転移のリスクが約4％であるのに対して、60歳以上の男性を剖検すると30〜70％に前立腺がんが検出されるという報告もあります。また、日本人（生涯死亡リスクが1・4％）でも50代で8％、60代で31％、70代で44％検出されたという報告もあります。

韓国人女性の甲状腺《こうじょうせん》がん急増の理由

二〇一一年の東京電力・福島第一原子力発電所のメルトダウンによって拡散された放射性物質の影響で、福島県の子どもたちに甲状腺がんが増えるのではないかという心配の下《もと》、二〇一二〜二〇一四年の3年間にわたり、県内の18歳以下の約30万人に対して甲状腺がんのスクリーニングが行なわれました。

その結果、二〇一四年十月の時点で、109人の甲状腺がん、あるいはその疑いが診断されました。二〇〇〇年代の日本全国の甲状腺がん罹患率推計値にもとづいて、二〇一〇年時点での18歳以下の甲状腺がん有病者《ゆうびょうしゃ》（それまでに甲状腺がんと診断されて生存している人数）を推計すると、福島県全体で約2人と推計されるので、100人を超す甲状腺がんは多すぎるとしか言えません。

放射線により発がんリスクが高まるのは、これまでの広島・長崎県の原爆被爆者の追跡調査などから、数年から十数年かかることが知られており、原発事故の影響とは考えにくいと思っていますので、そのほとんどは必ずしも診断する必要のなかった甲状腺がんではないかと推定されます。

なぜなら、同様の現象が、お隣《となり》の韓国で起こっているからです。近年、韓国の乳がん検診でエコー（超音波）を用いて検査を行なう際、併せて甲状腺検査も実施する傾向にあり、甲状腺がんが二〇〇〇年代に異常に増加、今や韓国人女性の部位別罹患率でもっとも高い（28・7％）がんになってしまったのです。

増加したがんのほとんどすべてが、乳頭腺《にゆうとうせん》がんという非常に予後の良いタイプのがんで占められていました。そして、甲状腺がん罹患率の高い地域ほど、甲状腺検査の実施率が高いことが明らかになり、明らかに生命予後に関係しない甲状腺がんの過剰診断であるものと考えられています。

このようながんの治療のために、韓国では二〇一二年には約240億円の健康保険が使われたという統計があり、大きな問題になっています。

アメリカにおいても、死亡率が不変であるにもかかわらず、甲状腺がんの罹患率、特に、乳頭腺がんの罹患率が急増しています。そして、大きさ別の統計では、その増加の大半は2㎝以下の甲状腺がんの増加によるもので、早期発見であれば本来減らなければならない5㎝を超える甲状腺がんの罹患率は不変ということです。

アメリカでは、生涯の甲状腺がんの死亡や転移のリスクが0・1%であるのに対して、50~70歳の成人の剖検では、36~100%に甲状腺がんが検出されたという報告があります。つまり、診断された甲状腺がんの99%以上は過剰診断と考えられ、必ずしも診断する必要がないがん、と言えるわけですから、韓国人女性の甲状腺がんの急増も、ほとんどは必要のない診断により拾い上げられたと推測されます。

ところで、前立腺がん、甲状腺がんは生前症状などを起こすことがなく、死後の剖検などではじめて検出される「ラテントがん(潜在がん)」が多くあると言われています。つまり、その多くは悪性度が低く、寿命を全《まっと》うするための障害にはならないがんなのです。

アメリカにおいては、前立腺がんと、甲状腺がんが発見された場合、過剰診断の確率は前者が87~94%、後者が99・7~99・9%と推計されています。乳がんについても、前立腺がん、甲状腺がんほどではありませんが、少なからず過剰診断があると推定されています(図表33)。

潜在がんについては、無理に見つけることはありません。たとえ体内に微小ながん

図表33 アメリカにおけるがんの過剰診断の試算

部位	対象	剖検でのがん検出割合（A）	生涯の死亡・転移リスク（B）	過剰診断の確率（$\frac{A-B}{A}$）
前立腺	60歳以上男性	30〜70％	4％	87〜94％
甲状腺	50〜70歳男女	36〜100％	0.1％	99.7〜99.9％
乳房	40〜70歳女性	7〜39％	4％	43〜90％

（Welch HG and Black WC, J Natl Cancer Inst 2010;102:605-13.）

が芽生えていても、気づかずに、楽しい人生を送ったほうがいいのではないでしょうか。

問題は、甲状腺がんも前立腺がんも、命に直結するがんは多くはありませんが、ゼロではないことです。ただ、非常に低い確率をさらに低くするのは効率的ではなく、かえって他のデメリットを拾いかねません。ですから、ある程度の運の悪さについては、受け入れることも重要だと考えています。

ただし、前立腺がんは家族性が強い（遺伝的要因で発生する割合は42％）がんと前述しました。もし、親兄弟が前立腺がんで亡くなっている人は、ＰＳＡ検査による早期発見の恩恵を受ける可能性が高くなります。このような場合は、定期的なＰＳＡ検査を受けることも考える必要があるかもしれません。

がん検診への誤解

では、なぜ検診で過剰診断が生じるのでしょうか。ここには、検診を受ける側の意識、医療側の事情、社会保障体制問題などさまざまな要因が絡み合っています。

まず、検診を受ける側のがん予防に対する意識調査で、効果の期待できるがん予防法を聞いたところ、「がん検診や人間ドックの受診」が「食事の改善」や「たばこを吸わない、控える」を上回り、トップになりました。これは再三言うようですが、誤解です。がん検診はがんを予防するためにあるのではなく、がんを早期発見することで、それによる死亡リスクを減らすためにあるのです。

がん検診や人間ドックへの信頼性が高い背景には、「検診で早期発見できたので、助かった」「検診を受けなかったから、進行がんになり命を落とした」など患者さんの体験談や社会的ながん検診の普及運動などにより、まだ日本のがん検診受診率は欧米に比べ低いものの、「がんは早期に発見することが何より大切」という国民の意識が強くなっているからでしょう。

いっぽう、マンモグラフィー、ヘリカルCT検査、PSA検査、PET-CT検査など医療機器や診断技術の飛躍的な進歩と開発により、従来は発見できなかった微細ながんまで見つけられるようになった、という医療側の事情もあります。

たとえば、検診で前立腺がんが見つかった患者さんに、担当医師は「早期発見できてよかったですね。ほぼ100%治ります。なぜなら、限局《げんきょく》して発見された前立腺がんは99・7%治っているからです」と話すことでしょう。早期に発見されなければ数年以内に進行がんになり、治療もできず死に至らしめる。だから、検診は有効と思っている医師が大多数を占めているからです。

患者さん側も「早期に発見されなければ数年以内に進行がんになっていた。検診を受けてよかった」「数年以内で死んでもおかしくなかった。助かった」と心から思うことでしょう。

しかし、現実的には、数年たっても早期がんのまま進行しない、症状が出てから受診しても治癒可能というケースも少なくありません。

検診をしないグループと比較が可能なランダム化比較試験のデータからは、このようなケースがあることがわかっています。この場合、がんをあえて発見する必要はないでしょうし、高齢であれば、発見しなくても数年以内に他の病気で死亡する可能性があります。

ところが、医師も患者さんもこのようなシナリオがあることを想定せずに、早期発見した側と発見された側の両者ともにハッピーだと思っています。でも、本当は発見されなくてもよかったがんを見つけられ、よけいな治療を受ける患者さんはアンハッピーだった、というシナリオもあるのです。

図表34は、がんの進行を時系列で見たものです。これを見ればわかると思いますが、がん検診がもっともなじむのは、やがて症状をもたらし死に直結するそれほど早くない進行のがんであり、あまりにも小さいがんを見つけようとすると、症状や死に至らないがんを早々に見つけたり、大きくならないがんや、もしかしたら小さくなってやがて消えていくがんを見つけたりしかねません。

ちなみに、そのようなケースが比較的多いのが甲状腺がん、前立腺がんなどです。

図表34　がんの進行の多様性

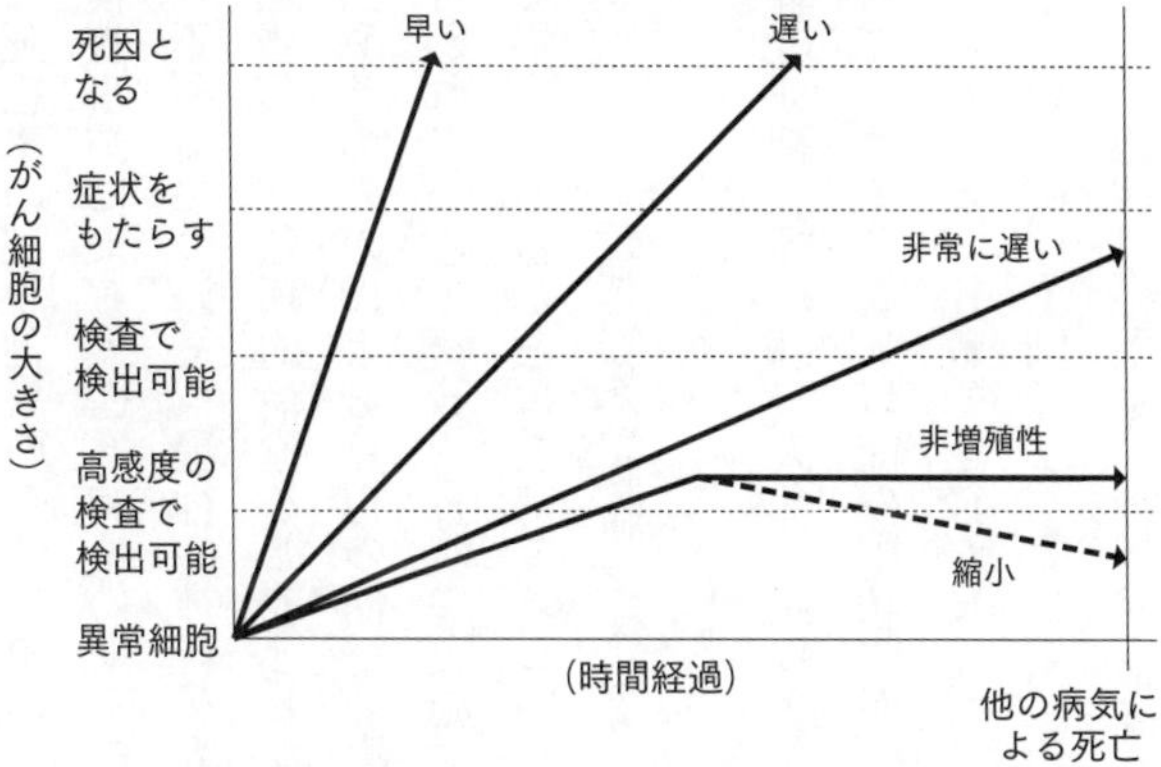

(Welch HG and Black WC, J Natl Cancer Inst 2010;102:605-13.)

休止が勧告された日本のがん検診

かつて、日本において、小児《しょうに》がんの一種である神経芽細胞腫《しんけいがさいぼうしゅ》を早期に発見し、できるだけ早い段階で適切な措置を講じる目的で、生後6～7カ月のすべての乳児を対象に、尿によるマススクリーニングが行なわれていました。

しかしながら、欧米の同様のマススクリーニングにおいて、「過剰診断をもたらすが、死亡率減少効果はなかった」とする報告が続き、厚生労働省の検討会で、次の理由によって休止が勧告され、現在に至っています。

死亡率の減少効果の有無について：現行の生後6ヶ月時に実施する神経芽細胞腫検査事業による死亡率減少効果の有無は、現在、明確でない。

不利益について：現行の神経芽細胞腫検査事業によって発見される例の中には、相当程度、積極的治療を必要としない例が含まれていると考えられている。また、治療そのものによる負担の他、治療によって合併症を生じる場合があるなど、現在行われている生後6ヶ月時に実施する神経芽細胞腫検査事業によって不利益を受ける場合があることは否定できない。

――「神経芽細胞腫マススクリーニング検査のあり方に関する検討会報告書」

神経芽細胞腫には、大きくならない腫瘍ややがて消失する腫瘍などがあることが知られています。成人以前の甲状腺がんについては、これまで稀《まれ》にはあることは知られていましたが、比較的予後が良く、二〇〇五～二〇一二年の8年間の統計では、20歳以下の死亡例は1例です。そして、40歳までに甲状腺がんで死亡する確率も0・000３％（約30万人に1人）程度と推計されます。

したがって、福島県で甲状腺検査を受けた30万人の子どものうち、甲状腺がんで40歳までに死亡したであろう子どもは1人程度であり、現時点で診断されている甲状腺がんの多くは、死には結びつかなかったであろうと推測されます。

もちろん、原発事故により、多くの甲状腺がんが短い間に発生した可能性も完全に否定すべきではないとも考えています。

過剰診断が起こる理由

現在、欧米を中心に、検診精度の上昇などにともなう過剰診断の問題が議論されています。それらのなかには、前項の前立腺がん、甲状腺がんに加え、肺がん、乳がん、ぜん息《そく》、肺塞栓、慢性腎臓病、妊娠性糖尿病、骨粗鬆症《こつそしょうしょう》などのほか、注意欠陥・多動性《たどうせい》障害も含まれます。

イギリスの医学誌「BMJ（＝British Medical Journal）」に掲載された論文では、「健康な人をいかに傷つけないか（病人や半病人にしない）ということを考えるべきだ」として、二〇一二年の344号で、過剰診断が起こる原因を次のように指摘しています。

○かつてないほど小さな「異常」を見つける技術革新。
○商業的・職業的な利権。
○利害が絡む団体による疾患定義の拡大とガイドライン作成。
○過小診断（見逃し）を罰《ばっ》し、過剰診断を罰しない法的状況。
○検査や治療を助長する保険制度。
○早期診断は良いことで、それによってよけいなリスクが生じることはないという、文化的・社会的思い込み。

これらの6項目は、日本でも該当するものもあると思います。つまり、学会などのガイドラインにおいて、検査値などの基準を拡大し、患者を増やし、投薬などを行なえば、その結果、医師側に利権が生じ、製薬会社などの利益にもつながります。

もちろん、医師側は患者さんのために、と100％善意で行なっているのですが、現に症状がある患者さんではないので、結果的に、多くは必ずしも必要のない医療になってしまうのです。また、検査や薬を処方しないと利益が得られないような医療保険制度もあります。

検診を受けたのに、その後にがんが発見されて亡くなってしまった場合、日本でも医師が訴えられることがありますが、逆に過剰診断では、その症例が過剰診断であるか否かは証明しようもなく、訴えようがありません。過剰診断は、発見されなかったらどうなっていたかは、一例一例の症例を検討してわかることではなく、検診をしなかった集団と比較してはじめてわかることなのです。

そして、前項のエピソードのように、検診による病気の早期発見で、医師も患者さんもハッピー・ハッピーになる関係。ここには、早期診断は良いことで、それによってよけいなリスクが生じることはないという文化的・社会的な思い込みが、日本にも根強いことを物語っているのです。

今後のがん検診

さて、ここまで日本のがん検診の現状を述べてきましたが、国立がん研究センターがん予防・検診研究センターでセンター長を務める私が「がん検診を否定している」と感じた人も多いのではないでしょうか。

しかし、私はすべてのがん検診を否定しているわけではありませんし、私も胃、大腸、肺のがん検診を受けています。本章の冒頭でも述べましたが、「現在のがん検診には利益もあるし、不利益もある」のです。その一番の利益は、早期発見によりがん死を防いだり、小さな侵襲で治療できることにより、その後のＱＯＬを高めたりする効果があることです。

だからこそ、健康で暮らす人々にいつ襲うかもしれないがんという病魔に打ち克つために、十分な科学的根拠にもとづいた、必要かつ有効ながん検診は受けてくださいと強く言いたいのです。しかし、有効性が明らかでない検診や度重《たびかさ》なる検診は、画像診断による放射線被曝量の増加、体への負担、経済的な負担、過剰診断などの恐れもあり、よく考えてから受けてほしいのです。

現在、がん予防・検診研究センターにおいても、高精度な検査法を取り入れたがん検診を提供して、その有効性について、受診者のみなさんの協力により科学的根拠を得るべく研究にも取り組んでいます。有効性が確立している検診も多く含まれているので、受診者の利益になることは疑いないのですが、不利益の可能性についても説明させていただいています。

現在、集団的に行なわれることの多いがん検診ですが、今後は患者さんの生活習慣、身体状況に沿った個別化が進捗《しんちょく》するのではないかと思います。

たとえば、ヘリコバクター・ピロリ菌に感染しているか否か、胃粘膜に萎縮が認められるか否かなどにより、胃がんのリスクが大きく異なることがわかっています。そこで、血液検査によって胃がんリスクを調べて、リスクが高ければ、胃がんの予防や検診を積極的にすすめ、逆にリスクが低ければ、若い人が検診の対象でないのと同様に、胃がん検診は必ずしも受けなくても良いという判断をすることができます。

先に記した、生涯および75歳までのがん罹患・死亡確率は、日本人の平均値ですので、それをリスクが高い人とそうでない人とに個別化して、結果的に無駄に終わる予防や検診の無駄を少なくしていくことが、今後のがん予防・検診のあり方だと考えています。

そのためには、喫煙・飲酒・運動・肥満度・食事などの生活習慣、がん関連ウイルス・細菌の感染状況、血液などを用いた検査値、あるいはゲノム（DNA上の全遺伝情報）で示される遺伝的なリスクなどのさまざまな情報を用いて個別化するための研究が進んでいます。

がんにかかったら、どの病院に行くべきか？

がん検診を受けたり、症状があって病院で受診したりした人から、「がんが見つかってしまった。どこの病院に行けばいいですか」という質問をときどき受けます。この場合、私は「症例数の多い、経験豊富ながん専門病院」をすすめることにしています。

現在、厚生労働省は、「がん診療連携拠点病院」として全国の409施設（特定領域がん診療連携拠点病院を1カ所、地域がん診療病院1カ所含む。二〇一四年八月時点）

を指定しています。これらは、これまでさまざまな病院で行なわれてきたがん治療を集約し、スタッフに経験を積ませ、治療レベルの均等化を図《はか》ることを目的として指定されています。

従来、がん治療に高い技術を持つ病院は大都市に集中し、地方にはあまりありませんでした。今後は、日本のどの地域に住んでいても、がん診療連携拠点病院を受診すれば、一定のがん医療が受けられます。

がん診療連携拠点病院には、国立がん研究センターがん対策情報センターのホームページ内の「がん情報サービス（http://ganjoho.jp/public/）」からもアクセスできますし、検索エンジンに「がん診療連携拠点病院」と入力すれば、各病院のホームページにアクセスできます。

そこにはがん診療科目、医師数、症例数、手術数など、かなり具体的な情報が掲載されており、個々のがんにもっとも適した病院を選択することができると思います。

また、パソコンが苦手という人は、国立がん研究センターがん情報サービスサポートセンターが、電話によるがん診療連携拠点病院を探すお手伝い（相談料は無料、通話料は発信者負担）をしています。連絡先を記しますので、ぜひ活用してください。

国立がん研究センターがん情報サービスサポートセンター
電話番号　０５７０-０２-３４１０（ナビダイヤル）
受付時間　平日10～15時（土日・祝日、十二月二十九日～一月三日を除く）

切りとり線

★読者のみなさまにお願い

この本をお読みになって、どんな感想をお持ちでしょうか。祥伝社のホームページから書評をお送りいただけたら、ありがたく存じます。今後の企画の参考にさせていただきます。また、次ページの原稿用紙を切り取り、左記まで郵送していただいても結構です。

お寄せいただいた書評は、ご了解のうえ新聞・雑誌などを通じて紹介させていただくこともあります。採用の場合は、特製図書カードを差しあげます。

なお、ご記入いただいたお名前、ご住所、ご連絡先等は、書評紹介の事前了解、謝礼のお届け以外の目的で利用することはありません。また、それらの情報を6カ月を越えて保管することもありません。

〒101－8701（お手紙は郵便番号だけで届きます）
祥伝社新書編集部
電話03（3265）2310
祥伝社ホームページ　http://www.shodensha.co.jp/bookreview/

★本書の購入動機（新聞名か雑誌名、あるいは○をつけてください）

＿＿＿＿新聞の広告を見て	＿＿＿＿誌の広告を見て	＿＿＿＿新聞の書評を見て	＿＿＿＿誌の書評を見て	書店で見かけて	知人のすすめで

★100字書評……科学的根拠にもとづく最新がん予防法

名前

住所

年齢

職業

津金昌一郎　つがね・しょういちろう

国立がん研究センターがん予防・検診研究センター長、医学博士。1955年、東京都生まれ。1981年慶應義塾大学医学部卒業、同大学院医学研究科にて公衆衛生学を専攻。同大学医学部助手を経て、国立がんセンター（現・国立がん研究センター）入所。同研究所室長、同臨床疫学研究部長、がん予防・検診研究センター予防研究部長を経て、現職。その間、ハーバード大学客員研究員を兼ねる。朝日がん大賞、高松宮妃癌研究基金学術賞などを受賞。著書に『がんになる人 ならない人』『なぜ、「がん」になるのか？ その予防学教えます。』『食べものとがん』など。

科学的根拠《かがくてきこんきょ》にもとづく最新《さいしん》がん予防法《よぼうほう》

津金昌一郎《つがねしょういちろう》

2015年3月10日　初版第1刷発行

発行者……………竹内和芳
発行所……………祥伝社《しょうでんしゃ》
〒101-8701　東京都千代田区神田神保町3-3
電話　03(3265)2081(販売部)
電話　03(3265)2310(編集部)
電話　03(3265)3622(業務部)
ホームページ　http://www.shodensha.co.jp/

装丁者……………盛川和洋
印刷所……………堀内印刷
製本所……………ナショナル製本

Printed in Japan　ISBN978-4-396-11404-6　C0247

〈祥伝社新書〉
医学・健康の最新情報

314
「酵素」の謎
なぜ病気を防ぎ、寿命を延ばすのか
人間の寿命は、体内酵素の量で決まる。酵素栄養学の第一人者がわかりやすく説く
医師 鶴見隆史《たかふみ》

348
臓器の時間
進み方が寿命を決める
臓器は考える、記憶する、つながる……最先端医学はここまで進んでいる！
慶應義塾大学医学部教授 伊藤　裕《ひろし》

356
睡眠と脳の科学
早朝に起きる時、一夜漬《いちやづ》けで勉強をする時……など、効果的な睡眠法を紹介する
杏林大学医学部教授 古賀良彦

307
肥満遺伝子
やせるために知っておくべきこと
太る人、太らない人を分けるものとは？　肥満の新常識！
順天堂大学大学院教授 白澤卓二

319
本当は怖い「糖質制限」
糖尿病治療の権威が警告！　それでも、あなたは実行しますか？
医師 岡本　卓《たかし》